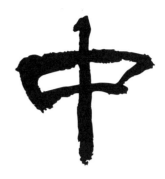

中医与围棋

ZHONGYIYU WEIQI

主　编——晋　松　宋雪林

副主编——谢　荃　李　亮　高秀花

四川大学出版社

SICHUAN UNIVERSITY PRESS

图书在版编目（CIP）数据

中医与围棋 / 晋松，宋雪林主编． — 成都：四川
大学出版社，2024.3
　　ISBN 978-7-5690-6041-6

　　Ⅰ．①中… Ⅱ．①晋… ②宋… Ⅲ．①中医学－普及
读物②围棋－通俗读物 Ⅳ．① R2-49 ② G891.3-49

中国国家版本馆 CIP 数据核字（2023）第 047854 号

书　　名：中医与围棋
　　　　　Zhongyi yu Weiqi
主　　编：晋　松　宋雪林

选题策划：曾　鑫
责任编辑：曾　鑫
责任校对：袁霁野
装帧设计：墨创文化
责任印制：王　炜

出版发行：四川大学出版社有限责任公司
　　　　　地址：成都市一环路南一段 24 号（610065）
　　　　　电话：（028）85408311（发行部）、85400276（总编室）
　　　　　电子邮箱：scupress@vip.163.com
　　　　　网址：https://press.scu.edu.cn
印前制作：成都墨之创文化传播有限公司
印刷装订：成都金龙印务有限责任公司

成品尺寸：170mm×240mm
印　　张：10
插　　页：1
字　　数：162 千字

版　　次：2024 年 4 月 第 1 版
印　　次：2024 年 4 月 第 1 次印刷
定　　价：69.00 元

扫码获取数字资源

四川大学出版社
微信公众号

编写委员会名单

主　编： 晋　松　宋雪林

副主编： 谢　荃　李　亮　高秀花

编　委： 郑　策　邓建伟　何四祥　郭　鸿

　　　　　　龙　霖　罗丹青　晋雨璐　沈音丽

　　　　　　方一帆　康　静　康鹏飞　吴志鹏

序

    将中医与围棋联系起来研究，确实是一项十分有意义的事情。在中国的历史上，中医与围棋都有着悠久的文化，同是中华民族数千年经久不衰的珍贵财富之一。

    中医讲究"医理"，重在认识生命、敬畏生命、维护健康、治病救人；围棋讲究"棋理"，重在开发智力、增长智慧、愉悦身心、陶冶情操。无论是中医对人的生命的拯救，还是围棋对人的智慧的开发，都不仅保障人们身心的健康，而且保持人们身心愉悦。

    中医与围棋都有着深厚的哲学底蕴，均讲究"阴阳"。

    中医讲"阴阳"。春秋战国时期，医家开始将阴阳概念应用于医学理论中。《左传·昭公元年》记载秦国名医医和在为晋侯诊病时说："……天有六气，降生五味，发为五色，徵为五声，淫生六疾。六气曰：阴、阳、风、雨、晦、明也……"《黄帝内经》也运用阴阳学说来阐释中医学中的诸多问题，以及人与自然界的关系，使阴阳学说与医学密切结合起来。

    围棋讲"阴阳"。东汉李尤在《围棋铭》中说："局为宪矩，棋法阴阳。"《棋经十三篇》说："枯棋三百六十，白黑相半，以法阴阳。"围棋棋子分黑白，便有阴阳之说，棋理"法"阴阳，除了指出黑白棋子象征阴阳这一表象外，还具有更深层次的含义。

中医的"整体观"与围棋的"大局观"无不相通，中医看势，以藏象五系统学说为核心，全面系统地阐述人体的生理、病理现象，一人一理，对症处方，以救人为根本；围棋讲"格局"，同样看势，在黑白之间，纵横之上，悟解和通透人生，人棋合一，天人合一，其间"博"只是一种游戏规则，而"弈"才是根本，凸显的是淡雅风情、豁达有度，以塑人为实质。

通阅晋松博士与宋雪林九段的《中医与围棋》一书，作者在此方面着力甚深，力求将中医与围棋贯通，赋予读者一种新的视角和思考的空间。一位是从事中医学研究多年的教授，一位是蜀地难得的职业高段位棋手，二位联合展现给读者的这本结缘之作，富有开拓性和创新性。为此，应晋松博士的再三要求，写几句话，十分荣幸，就当是一种相互学习与心得交流吧。

是为序。

孔祥明八段
2022 年 6 月 16 日于成都

中医与围棋 ZHONGYI YU WEIQI

第四章　中医与围棋文化的当代传奇

后记　向晚群星耀棋城

第一章

中医与围棋文化的历史沿革

ZHONGYI

YU

WEIQI

玄玄棋经 烂柯势

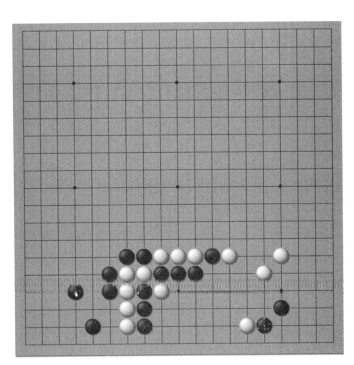

黄帝曰：余闻上古有真人者，提挈天地，把握阴阳……

故能寿敝天地，无有终时，此其道生。

真人坐隐，经岁百年，方成烂柯。

配图说明

选烂柯势一图，意在通过真人—超越时间—烂柯传说的逻辑关系将围棋和中医结合。

中医与围棋均为中华传统文化的瑰宝，是具有代表性的中国传统文化符号。两者均反映了中国人民的聪明才智，极大地影响了中国人民的生活和历史。

　　中医已有几千年的发展史，是中华民族在与疾病长期作斗争中积累下来的宝贵的经验与理论总结。它历经了一段漫长而曲折的发展。中医文化是我国优秀传统文化的一个重要部分。中医，是相对西医而言，古时拥有"岐黄""杏林""青囊""悬壶"等一系列有独特的丰富内涵的称谓。中医起源于原始社会，在春秋战国时期中医理论已经基本形成，并采用"四诊合参"的辨证方法，逐渐形成针刺、砭石、汤药、艾灸、导引、布气、祝由等丰富多样的中医特色治疗方法。

　　围棋源于中国，是中国传统棋种，古时称为弈，又称烂柯、坐藩、坐隐、手谈、星阵、忘忧等。先秦典籍《世本》记载有，"尧造围棋，丹朱善之"。关于围棋的起源，我国多处典籍均有记载，和《博物志》《左传》《原弈》《潜确类书》等典籍，证明了围棋历史源远流长，亦是中国古代人民的智慧结晶。

　　中医与围棋文化在历史沿革中相辅相成，均反映了中华民族追求阴阳调和、和谐共生的思维方式和做事方法。不同时代的人对中医与围棋的不同态度、对中医与围棋本质的不同理解、不同历史时代的两者在人们社会生活中的不同地位，也能直接折射出各个时代的人文景观。因此，纵观中医与围棋在不同时代的发展状况，可以窥见各个时代的文化风貌。

第一节 | 远古时的中医与围棋文化发展

玄玄棋经 明珠出海

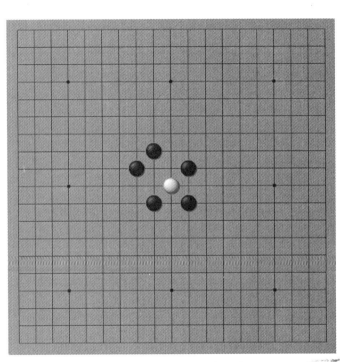

道生一，一生二，二生三，三生万物。

明珠出于海，悬壶济于世，乌鹭鸣于涧。

配图说明

　　远古时期，不论中医还是围棋都处于萌芽阶段。道生一，象征棋道与医道的独一无二；一生二，象征棋道与医道都暗合阴阳；二生三，象征由阴阳生发的棋道与医道萌芽；三生万物，象征棋道和医道开始造福世间。明珠寓意围棋和中医的珍贵，悬壶和乌鹭分别是中医和围棋的别称。三句话共同描绘了中医和围棋在传统文化中的形象。

中医的文化发展

中华民族在漫长的岁月里与疾病斗争，通过不断的生产生活实践，认识持续发展，从师承口授到文字记载，逐渐积累起来丰富的中医药学知识，逐步形成了一个博大精深的中医学理论体系，至今已有数千年的历史。中医是中华民族在与疾病抗争中产生的丰富经验的总结，对中华民族的延绵不绝与繁荣昌盛有着不可磨灭的贡献。

中医起源于远古时代，传统观点认为，中医药知识传于上古三圣，即伏羲、神农、黄帝。《淮南了》《通鉴外记》就指出"圣人出"才有"医方兴"与"医道立"，唐代医学家王冰也提出中医学是"三圣（伏羲、神农、黄帝）道"的观点。

中医最早可追溯到伏羲氏制八卦。司马迁在《史记·太史公自序》中记载："余闻之先人曰：伏羲至纯厚，作《易·八卦》"。《帝王世纪》中称伏羲氏"味百药而制九针"。伏羲氏创立八卦，开启了周易，遍尝百药，制出九针，开创了古代中医学理论与实践的先河。强调天人合一的"和谐而居"的思想，既是传统中医文化的重要指导思想，更是现今中医养生文化最重要的核心思想。

神农遍尝百草指炎帝始味草木之滋，观察其寒温平热之性味，分辨其君臣佐使之意义。曾一日而遇七十毒，均神而化之，遂著方书以疗民疾，医道始立矣。复察水泉甘苦，令人知所避就，故民居安食力，而无夭折之忧。天下宜之，故号神农氏。

黄帝，中华民族的象征之一，尊祀为"人之初祖"。黄帝与岐伯讨论病理，一问一答的论述作《黄帝内经》，由《素问》和《灵枢》两部分组成。通过书中内容，能够得知早期华夏民族的医药知识已经逐渐形成"阴阳学说""五行学说""脉象学说""经络学说"等独特的完整体系，可以与西方现代的循证医学相辅相成，互为补充。

围棋的文化发展

关于围棋的起源，众说纷纭，历史上主要有"尧造围棋"、"战国人造围棋"、"容成公造围棋"、"乌曹造围棋"和"异域传入"

等传说。通常认为围棋起源于中国，除此之外，其他说法有待商榷。古人对围棋有着较深的认识，围棋也具有独特的特点。围棋与数学、哲学、天文、军事等知识密切相关，是从其相关知识基础上产生的，这使围棋具有高度的科学性、竞技性、娱乐性和趣味性。围棋是复杂的，不可能靠个人创造一蹴而就，它应当是众人长期实践的产物，是众人智慧的结晶。"尧造围棋"的说法源远流长，虽然没有确凿证据，但并不能否定尧舜时期围棋出现萌芽状态的可能。这一说法最初见于战国时期的《世本·作篇》："尧造围棋，丹朱善之。"尧时期相当于原始社会末期，距今有四千多年，此时期阴阳学说、数学、天文学和军事学都有了较大的发展，出现围棋的萌芽是完全有可能的。在原始社会末期，宗教活动已成为社会生活中不可或缺的内容，在进行集会、生产、打仗、收获等活动时，掌管祭祀的巫师和巫士等为了形象生动地说明问题，有可能在主持仪式时或者进行内容解说时，在地上用树枝等工具划出数道纵横线，再摆上代表太阳、月亮、星星和人的石头或器具。萌芽阶段的围棋可能就是他们以这种形式在无意之中创造出来的。

中医与围棋文化起源的相关性

远古时期是中医与围棋文化的萌芽阶段，中华民族在日常生活和与大自然抗争中积累了生产生活经验，其中就包括了医药知识和娱乐竞技知识，这就是中医与围棋的起源。这一时期随着人类文明的不断发展，人们开始有目的地寻找防病治病的药物方法，便有了"神农尝百草"与"药食同源"的传说。在日常生活里，人们占卜、博弈、集会的方法和具体实现的形式，逐渐形成了"弈"。中医与围棋的文化底蕴在这一时期开始形成，并逐渐蓬勃发展。

第二节 | 先秦两汉至三国时期的中医与围棋文化发展

仙机武苦 俯瞰江流

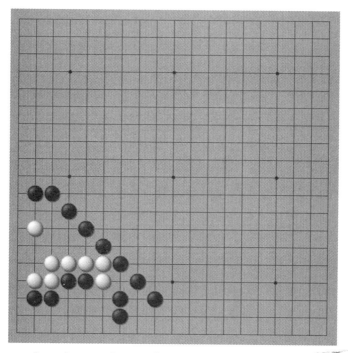

弈之道，汇众智而艺高；医之道，尝百草而术精。

子在川上曰："逝者如斯夫，不舍昼夜。"

配图说明

先秦至三国时期围棋与中医都出现了代表性的人物与著作。选俯瞰江流一图，便是想引出"逝者如斯夫，不舍昼夜"一句来表达唯有无穷岁月中的无尽努力，才能使围棋和中医达到至高境界。

中医的文化发展

先秦两汉是中国医学发展的重要时期,涌现了神医扁鹊与医圣张仲景等中医奠基人。南阳的张仲景、谯郡的华佗与侯官的董奉并称"建安三神医",促进了中医的蓬勃发展。此时的《黄帝内经》已成为一本综合性医书,是研究人的生理学、病理学、诊断学、治疗原则和药物学的医学著作,在建立了"天人合一""整体观念""阴阳学说""五行学说""经络治疗学说""脉象学说""藏象学说""病因学说""病机学说""运气学说""养生学说""药物治疗学说""病症""诊法"等中医基础理论。

这一时期是中医基础理论体系的奠基阶段,其最早形成的中医基础理论,是以天人合一的三个哲学观的整体理念与辨证论治、相似观(分形观)的循证观点为主要特色的中国传统医学体系的核心与基础。

春秋战国时期,扁鹊医术超群,擅治各科,被称为神医。他全面应用中医诊断技术,奠定了中医脉诊方法并提出了相应理论,开启了中医诊断理论学先河。据传,《八十一难经》为扁鹊所著,寓有防病于未然的思想,提出了"治未病变"的概念。

东汉末年,华佗终生致力于医学研究,是中国医学史上知名的杰出外科医生之一,并将自己丰富的医疗经验整理编著成一部医学巨著,名为《青囊经》,遗憾的是现已失传。他也是中国古代医疗体育的奠基人之一,提倡养生之道,创编的"五禽戏"成为我国流传悠久的传统养生健体功法。家喻户晓的"麻沸散"与"刮骨疗伤"的故事,让后世尊其为"外科鼻祖""外科圣手"。

东汉末年还有另一位伟大的医学家,即张仲景,他博览群书,广集众方,撰写出了传世巨著《伤寒杂病论》。本书集秦汉以来医药理论之大成,确立的辨证论治原则,成为中医临床的基本原则,亦是中医的灵魂所在。在方剂学方面,《伤寒杂病论》也做出了卓越贡献,创造许多剂型,记载了海量有效的方剂。其所确立的"六经分类"的辨证论治原则,奠定了理法方药的理论基础,受到历代医学家的推崇。这是我国医学史上影响最大的古典医学典籍之一，也是第一部从实践到理论、确立辨证论治原则的古典医著，是后来学医之人研习中医必备的经典著作。张仲景创造性地把外感热性疾病的所有症状归纳为六个症候群和八个辨证纲领，用六经（太阳、阳明、少阳、太阴、少阴、厥阴）来分析归纳疾病在发展过程中的演变和转归，用八纲（阴阳、表里、寒热、虚实）来辨别疾病的属性、病位、邪正消长与病态表现，这成为了治疗外感热性疾病纲领性的原则。《伤寒杂病论》在治则和方药方面，提出以整体观念为指导，调整阴阳，扶正祛邪，还有汗、吐、下、和、温、清、消、补诸法，并在此理论基础上创立了一系列行之有效的方剂，在《伤寒论》《金匮要略》两书中共计269个，种类已扩大到汤剂、丸剂、膏剂、散剂、洗剂、酒剂、熏剂、浴剂、滴耳剂、吹鼻剂、灌鼻剂、灌肠剂、肛门栓剂、阴道栓剂等。后世称《伤寒杂病论》为"方书之祖"，称该书所列方剂为"经方"。《伤寒杂病论》记载有针刺、灸烙、温熨、药摩、吹耳等传统中医治疗方法，并且收集了对自缢、食物中毒等情况的急救方法，是中国传统医学中的宝贵资料。

秦汉时期是中医药发展中至关重要的时期，这一时期编撰了的医学书籍颇丰，总结起来有四大类：（1）医经者，原人血脉经落（络）骨髓阴阳表里，以起百病之本，死生之分，而用度箴石火所施，调百药齐和之所宜。书目包括《黄帝内经》18卷、《黄帝外经》37卷、《白氏内经》38卷、《白氏外经》36卷、《旁篇》25卷、《扁鹊内经》9卷、《扁鹊外经》12卷。（2）经方者，本草石之寒温，量疾病之浅深，假药味之滋，固气感之宜，辨五苦六辛，致水火之齐，以通闭解结，反之于平。及夫其宜者，以热益热，以寒增寒，精气内伤，不见于外，是所独知也。书目包括《五藏六府痹十二病方》30卷、《五藏六府疝十六病方》40卷、《五藏六府瘅十二病方》40卷、《五藏伤中十一病方》31卷、《风寒热十六病方》26卷、《秦始黄帝扁鹊俞拊方》23卷、《金创瘛疭方》30卷、《客疾五藏狂颠病方》17卷、《妇人婴儿方》19卷、《神农黄帝食禁》7卷、《汤液经法》32卷。亦有《治百病方》等内容广泛的著作。（3）房中术包括男科、妇科，书目包括《务成子阴道》36卷、《客成阴道》26卷、《天一阴道》

24 卷、《尧舜阴道》23 卷、《汤盘庚阴道》20 卷、《天老杂子阴道》25 卷、《三家内房有子方》17 卷、《黄帝三王养阳方》20 卷。（4）神仙者，所以保性命之真。有导引、按摩、气功、药疗、炼丹等养生保健内容，书目包括《黄帝歧伯按摩》10 卷、《黄帝杂子十九家方》21 卷、《黄帝杂子芝菌》18 卷、《神农杂子技道》23 卷、《泰壹杂子十五家方》22 卷、《泰壹杂子黄冶》31 卷等。以上著作对内、外、妇、儿、五官疾病的辨证论治及理法方药理论的发展进步做出了卓越贡献。

秦汉时期，医书中借上古传说中的神话人物、圣贤和医人进行描述及撰写内容的方式较多，《淮南子·修务训》所述："世俗之人多尊古而贱今，故为道者必托之于神农、黄帝而后能入说。"汉代文学的进步与发展也促进了医药文献的整理研究，其中《尔雅》是我国最早解释包含医药知识词义的著作。西汉史游的《急就篇》作为一本"以教童蒙"的启蒙教科书，实用性强，容纳知识量大，记载有百余种可入药的动植物，60 多种人体部位器官名称，70 多类疾病与卫生知识，以三言、四言、七言韵语的格式来记载。东汉许慎的《说文解字》是中国第一部字典，对疾病的解释、药物和有关医事的注解，运用了丰富资料，隐括经典故训，涉及药物和病名均有数百种，对后世影响深远，成为考究古医药文献注释字源的语文辞书。

随着时间流逝，中国众多传统医药卫生专著出现散佚的情况，我们要了解两汉时期的医药卫生知识的发展情况以及医药学发展水平，一般通过查阅文学著作中相关内容。例如，东汉时期郑玄笺《毛诗》，注《仪礼》《礼记》《孝经》《周礼》《论语》等，高诱注《战国策》《淮南子》《吕氏春秋》等。以上注释经史中，涉及不少医学相关内容，证明当时医药知识已经普及。但也有一些医学专著得以传承下来，为后世中国医学的发展和进步做出了卓越的贡献。

围棋的文化发展

围被称为"弈"，"弈"字最早出现于春秋战国左丘明所著的《左传》，如果说围棋的萌芽阶段是在原始社会末期，那么它的正式诞生至少不会晚于西周。随着文明的发展，已具雏形的围棋逐渐发展成为有一定规则、统一器具和模式的棋类活动。史上第一位有文字记载的围棋圣手是战国时期鲁国的弈秋。关于的记载，始见于《孟子·告子》："弈秋，通国之善弈者也。"

两汉时期，围棋逐渐深入社会生活的各个层面，围棋文化迅速发展。这一时期不少的帝王将相、文人雅士皆是围棋的爱好者，如曹操、刘邦、孙策、班固、陆逊等。这一时期出现了不少重要的围棋著作，班固所著《弈旨》是历史上第一篇专门论述围棋的理论文章，孙策与吕范的"孙策诏吕范弈棋局"是流传至今最早的棋谱。马融所著的《围棋赋》是最早系统论述围棋的一篇辞赋，它将儒家思想与兵家思想结合，针对围棋的攻防、进退等战术内容提出系统的见解。应场撰写的《弈势》论述了棋局中虚实互用、出奇制胜的谋略，将围棋与打仗相类比，论述了临局交争时的各种得失，颇为深刻。

围棋的发展过程从简单到复杂，主要体现在棋局道数的变化上。现今的围棋棋局道数是 19 道，但最初围棋道数应不会超过 11 道或 13 道。大量资料证明东汉时期，已通行 17 道的围棋；三国时期，19 道围棋开始出现；南北朝时期，19 道围棋渐渐占据了主要地位。

古代围棋有座子制度，何时起源已经很难考究，但东汉时期已经盛行。初期围棋计算胜负输赢的方法亦难窥测，只能通过唐宋时期的文献与图谱来进行推断。

三国时期，围棋迅速发展，制定了衡量棋艺水平的标准与等级，采用九品中正制评来评定棋手的等级：一曰入神，二曰坐照，三曰具体，四曰通幽，五曰用智，六曰小巧，七曰斗力，八曰若愚，九曰守拙。九品之外，今不复云。

中医与围棋文化发展的相关性

　　这是中医与围棋高速发展的时期，在中国传统哲学兴旺发展的背景下，中医与围棋的基础理论、操作手段、操作方法均逐渐丰富化。这一时期的《易经》，是中华民族的智慧结晶。这种智慧结晶的实践学习模型就是围棋和中医。中医与围棋法自阴阳，变化多端，玄妙莫测，与《易经》本来就有相通之处。围棋的设定大乃若拙，一切都是变化的理念也符合《易经》与道家《齐物论》所反映的世界观。

　　"天行健""地势坤""行，则周乎地外，入乎地中而皆行矣，岂有位哉！"整体全局的概念在围棋中的应用甚为普遍。围棋讲究棋子间的配合，下棋时不可拘泥于局部，要针对全局，判断每一颗棋子是否被大局需要，而不是看重所有棋子的输赢，不然容易走出败局。围棋的棋子时刻随着全局的变化而作用变化。"博弈之道，贵乎谨严""随手而下者无谋之人也。不思而应者，取败之道也"，谨慎周全，居安思危，顾全大局是棋手学棋的基本功。从围棋和中医都注重整体。中医的整体概念，从天地运转变化（五运六气），到人体的肌肤、毛发、毛孔的变化，都在医生的每次诊疗活动中融会贯通。在整体观下，医道必须严谨，不可随手而出。无谋，不思者，必取败，患者疾，患胡乱治疗，也会沦为庸医。治疗大病时，拘泥于某脏腑某经络，看重局部而不管大局，极易出现无效之招。要时刻随身体整体阴阳的变化，调和脏腑经络。今天用附子、肉桂、人参、黄芪等温补之药，下一周就可能会用到黄连、大黄、石膏、知母等清泄之品。补正祛邪、清热温阳、攻守先后都是要随着整体变化区调整。

　　阴阳相互依存制约，但围棋是论输赢的游戏，对弈双方相争相伐，力量此消彼长。就对弈者一方来说，随时要随着对方的应对招法寻求"变"之道。其行为招式争合并存，彼此兼顾，不得一时贪胜，谋划全局，以求得对自己最为平衡有利的招数。中医诊疗，是站在人体阴阳平衡的位置去思考解决之道，尤其是对急危重症，时刻在与生命的消亡对弈，更是必须应着阴阳、邪正二气的变化，随时调整应对方案。治疗方案中同样存在争合并存、彼此兼顾、阴阳平衡的问题，切不能激进，亦不可轻率放弃治疗。

以棋道观之，并非输赢相争便要使勇斗狠，招招致人死地，不留余地，相反，围棋招法上讲究保留后路，顺应阴阳平衡，阴中有阳，阳中有阴，不可偏废。高质量的对局往往是高手在高度对抗之下的和谐，毫厘之间决定胜负，即察对方所想，攻彼顾我，思考周全才能取得胜利。中医治疗疾病，亦是如此，讲究切勿只看眼前，攻伐邪气需固护正气，从阴阳二气角度观察生命，从整体出发制定方案，才能取得最好效果。

第三节 | 两晋南北朝时期的中医与围棋文化发展

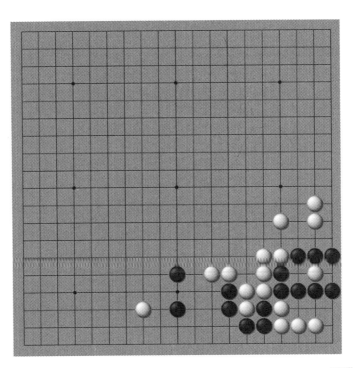

玄玄棋经 玄妙势

夫玄道者，得之乎内，守之者外，用之者神，忘之者器。

玄之又玄，众妙之门。

配图说明

　　两晋南北朝时期玄学盛行于世家大族，并有了所谓的魏晋风骨和名士风流。其中不乏对中医、围棋、风水、谋略、黄老学说都有研究的之人，较有代表性的除了谢安，还有葛洪。在玄学的影响下，中医和围棋都产生了一些只可意会的概念，而且两者都强调个体的独立应用与掌握。上图文字，也正是想突出"运用之妙，存乎一心"的禅味。

中医的文化发展

两晋南北朝时期，是中国医学史上中医学奋起的一个辉煌时期，学派争鸣为多元一体化的传统中医学注入了新的活力。此时期中国古代医学在脉学、药物方剂、针灸学、伤科、养生保健等各方面取得巨大成绩，为医学的全面发展积累了经验。

汉末至西晋期间，脉学巨匠王叔和，著述《脉经》，对我国针灸学的发展厥功甚伟，还整理分析《伤寒杂病论》，将《伤寒杂病论》分为《伤寒论》和《金匮要略》，使得《伤寒论》流传至今，功莫大焉。王叔和在养生方面亦有一些见地，主张从起居饮食方面进行谓摄，却病延年，以求得长寿；他提出饮食要适量，不可过于杂乱，他的论述是我国早期对饮食养生的最早的较系统的论述。

针灸鼻祖皇甫谧，是西晋时期有名医学家、文学家、史学家，他的《针灸甲乙经》是针灸学巨著，奠定了针灸学理论基础，对针灸学以至整个中国传统医学的发展作出了不可磨灭的贡献，是我国现存最早的一部理论联系实际的针灸学专著。历代对其评价甚高，王春认为皇甫氏"洞明医术"，认为他的这部著作为"医人之秘宝，后之学者，宜遵用之"。《四库总目提要》高度赞扬皇甫氏这部著作"与《内经》并行，不可偏废"。《针灸甲乙经》对我国针灸学的发展起了承前启后的巨大作用。

东晋著名医药学家葛洪，学贯百家，是预防医学的介导者，著有《肘后备急方》。这是中国第一部临床急救手册，其书中最早记载了一些传染病如天花、恙虫病、脚气病、狂犬病的症候及诊治方法，比美国医生帕姆在 1878 年的记载要早 1500 多年，被认为是中国免疫思想的萌芽之作。葛洪在化学炼丹方面也颇有成就，在丹书《抱朴子·内篇》的《金丹》和《黄白》篇中，系统具体地记载了炼制金银丹药时有关的化学知识："丹砂烧之成水银，积变又还成丹砂""以曾青涂铁，铁赤色如铜"，为研究我国炼丹史以及古代化学史提供了宝贵的资料。葛洪一生著作丰富，撰有医学著作《玉函方》100 卷（已佚）、《肘后备急方》4 卷、《抱朴子》70 卷，另有《金匮药方》百卷。

南北朝时期，秦承祖精通医药及针灸，尤精于针灸术，曾在刘宋时期任大医令，并在秦淮设立医学，以此，则当为我国古代医学教育起始。他著有《偃侧杂针灸经》3卷、《侧偃人经》2卷、《明堂图》3卷、《脉经》6卷、《本草》6卷和《药方》40卷，均佚。陶弘景是我国本草学发展史上早期贡献最大的人物之一。早期各朝代本草著作虽多，但没有统一标准，内容散乱，草石不分，虫兽无辨，临床运用非常不便，陶弘景先生将当时所有的本草著作分别整理成《神农本草经》与《名医别录》，并进一步合二为一著成《本草经集注》，共7卷，共收录药物730种。该著的主要特点是让我国本草学成为一门包罗万象的博物学，首创了按照药物自然属性和治疗属性分类的新方法，即"诸病通用药"分类法，开创了本草著作分类体例先河。此著作对我国中医药的发展起到了促进作用，成为我国本草学发展史上的一块里程碑。他还整理了葛洪的《肘后备急方》为《补阙肘后百一方》，并编著有《效验方》，以及撰写《集金丹黄白方》《药总诀》等。

南北朝时期，徐之才出生医学世家，是一代名医。他医术高明，博览群书，所撰有《雷公药对》及《小儿方》，尤其对本草药物及方剂研究较深，故而有人把后世之十剂归于徐之才所创。此外，徐之才对妇科也有一定的见解，其《逐月养胎法》取自先秦时期《青史子》中胎教法而作，对于孕妇卫生及优生优率均有重要意义。另外，徐之才还著有《徐王方》《徐王八世家传效验方》《徐氏家秘方》，惜均已佚。徐之才家族由南仕北，对于南北方区域的医学交流，有着十分积极的意义。

围棋的文化发展

经历东汉末年的发展，围棋地位得到提高，围棋空前地盛行起来，上至帝王，下至百姓，莫不风从。两晋时期围棋的普遍深入，赋予了围棋的新功用，丰富了围棋的艺术与文化内涵。围棋的艺术功用和艺术地位得以确认，与书法、音乐、绘画并列，并称为琴棋书画，成为衡量一个人的才能和修养的标志。敦煌写本《棋经》是南北朝时期最重要的棋艺理论著作。陶弘景很爱好围棋，而且棋艺造诣很高，史有"善琴棋"之称。

南朝《述异记》有载，"晋樵夫王质，入石室山，观二童子下棋，不觉斧烂柯矣。质归故里，已及百岁，无复当时之人"。有关烂柯的棋事，为人所津津乐道，这其中包含着中国文化内涵，因此围棋又有"烂柯"之名。围棋在东晋被称作"坐隐""手谈"，至北宋，又有徽宗所言的"忘忧清乐在枰棋"，围棋又称"忘忧"，这四个词道出了围棋所蕴含的文化内涵，正是围棋文化与中国文化精神暗合的地方。两晋南北朝时期，玄学开始大行其道，道教开始创立，佛教逐渐发展。这个时期的围棋在棋艺、理论、地位上均有质的提高，广为传播，当时围棋与道家的关系极其密切，围棋被称为"坐隐"，正是道家崇尚隐者风范。道家的代表人物杨朱，逃离人世，遁迹山林。玄学崇尚道家"道可道，非常道"，实际上就是道不可道，只可暗示。庄子说："道不可闻，闻非闻也；道不可见，见非见也；道不可言，言非言也。"围棋，在当时名士的心目中，不仅仅是一种游戏，而是一种思想活动、悟道活动，对弈折射了他们的生命思考。两晋南北朝时期的围棋发展，对棋史有承前启后的作用。

中医与围棋文化发展的相关性

这一时期，中医与围棋高速发展，两者理论相互融合。中医与围棋的文化精髓与道家文化有着许多相通之处，具有丰富的象征性。正所谓无极生太极，太极生两仪，两仪生四象，四象生八卦，八卦生天地万物。道家的思想认为宇宙是由阴、阳两种相互对立的属性组成的，中医理论亦有阴阳对立学说，而在围棋中，黑、白棋子双方也是相互对立的。中医的阴阳学说是以自然界运动变化的现象和规律来探讨人体的生理功能和病理的变化，从而用阴阳学说阐明生命的起源和本质、人体机能活动、组织结构以及相互关系、疾病的诊断和防治的根本规律，贯穿于中医的理、法、方、药，并用以指导总结医学知识与临床实践。古代围棋有黑白四座子，象征四季，以白子先行，黑子后行，象征以白昼开始，以夜晚结束，白子实则就是代表了《易经》中的阳，黑子代表《易经》中的阴，换个说法，阴阳与黑白两色棋子相呼应，象征白昼与黑夜的交替，用天元来象征宇宙中心，黑子、白子对弈来象征阴阳对立、矛盾、对抗的属性，《棋经》中明确指出"枯棋三百六十，白黑相半，以法阴阳"。可见中医和围棋的文化均与道家文化有着很深的渊源。

第四节 | 隋唐宋时期的中医与围棋文化发展

玄玄棋经 唐明皇月宫

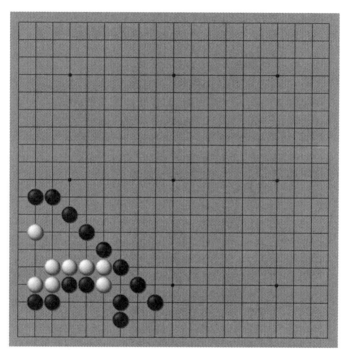

骊宫高处入青云，仙乐风飘处处闻。

周天往复，游行天地之间，视听八达之外。

配图说明

　　隋唐宋时期是中华古代文明的高峰，是中医与围棋的成熟阶段。唐玄宗所在的唐朝毫无疑问是这个时代的文化象征。传唐玄宗游月宫之棋势，从左下白棋二路夹住黑棋开始，一路征吃，直到满盘棋子蔓延到左上方才告结束。构思之巧妙、局面之饱满，令人印象深刻。图中所配文字表达了中医与围棋的潇洒和自信。

中医的文化发展

隋唐宋时期国力强盛，文化繁荣，中医在这一时期得到了全面的发展。这是中国医学发展史上的第二次高峰。

唐代医学家孙思邈，被尊称为"药王"，擅治内科、外科、妇科、儿科、五官科，集毕生之精力，著成《千金方》，分为《备急千金要方》《千金翼方》，其中《备急千金要方》分为 30 卷，《千金翼方》亦 30 卷，药方论 6500 首。《千金方》对临床各科、食疗、针灸、预防、养生等均有论述，可谓集唐以前方书之大成，是中国历史上第一部临床医学百科全书，被国外学者推崇为"人类之至宝""方书之祖"。代述有著《妇人方》3 卷，《少小婴孺方》2 卷，置于《千金要方》之首。孙思邈在书中还提出"大医精诚"的观点道："凡大医治病，必当安神定志，无欲无求，先发大慈恻隐之心，誓愿普救含灵之苦。"将"医为仁术"概念化，体现了中医对医道精微、心怀至诚、言行诚谨的极致追求，这一理念是中华民族卓越的文明智慧与高尚的道德情操在中医药知识中的集中表现，亦成为中医药文化的核心价值理念。659 年，中国最终完成了世界上第一部国家药典《唐新本草》。孙思邈在其中贡献的"二十四个第一"，开创了我国中医药学史上的先河，如"阿是穴""以痛为腧"以及"手指比量"的取穴法，以及发明葱管导尿术，今天在临床上仍然有意义。孙思邈对养生之道也有极深的研究，对现代养生具有指导意义。

唐代著名医家王焘的著作《外台秘要》颇为后人称赞，博采众长，大量引用医学著作经方、民间单方、验方。全书共 40 卷，书中共收载了 6000 多首方剂，并且每一门均以《诸病源候论》的条目为引，然后再广引方剂。书中收录的至今被沿用的治疗白内障的金针拨障术，是中国历史上对该类方法的最早记载。故《外台秘要》被称作"世宝"，评价为"不观外台方，用药不神"。王冰，是运气学说奠基人，他结合自己丰富的医学知识使《素问》奥义便于明了通达。他补注的《补注黄帝内经素问》24 卷，共 81 篇，为整理保存中医古代书籍作出了杰出的贡献，其中《至真要大论》《五运行大论》《五常政大论》《六元正纪大论》《六微旨大论》《天元纪大论》《气交变大论》等篇章，相对客观地反映了运气学说。王冰对于"阴阳互根""正治、反治""病因病机""水液输布代谢"等问题，进行了深入阐述和探讨。张文仲通医理，善疗风疾，尤功风与气之研究，精于灸术，其"气病风疾"理论与实践有力地推动了中医学的发展，他根据自身丰富的医学经验撰写了《疗风气诸方》《张文仲云》《随身备急方》《四时常服及轻重大小诸方》《小儿五疳二十四候论》各书，均已佚。

唐代著名医药学家孟诜，著有《食疗本草》一书，是世界上现存最早的食疗专著。他发明了代茶饮及黄疸试纸，被誉为中医食疗学创始人、世界食疗学的鼻祖。甄权被誉为针灸寿星，对我国针灸学发展起到了积极地推动作用，其绘有《明堂人形图》1卷，撰有《药性论》4卷、《针经钞》3卷、《脉诀赋》《针方》各1卷，均佚。唐代妇产科学家咎殷，是产科和食疗泰斗。他精通医理，擅长妇产科和药物学，他将前人有关经、带、胎、产及产后诸症的经验效方与自己临症验方共374首，撰著成《经效产宝》书，又名《产宝》，共3卷，为我国现存最早、流传最广的妇产科专著，对后世妇产科发展有着较高的文献学与临床学价值。另外他对摄生、食疗也研究颇精，著有《食医心鉴》《道养方》各3卷，后失传。他的食治医方多具价廉验效、便于取材的特点。流传本子是从《医方类聚》辑出。唐代中药学家陈藏器，撰有《本草拾遗》10卷，今佚，书中10类药物性能归类法，逐渐发展成后世"十剂"方剂分类法，至今沿用。据传鉴真和尚东渡扶桑，中日医学交流，他被誉为"日本医学始祖"。

两宋是中医药发展史上至关重要的时期。官府对医学的重视在中医药发展上发挥着举足轻重的作用。北宋官府设立校正医书局，组织专员编纂方书和本草，改革医学教育，铸造针灸铜人，设立太医局、和剂局、惠民药局、养济院、安济坊、福田院等，有力地促进了我国医药卫生事业的进步。宋代著名针灸学家与医学教育家王惟一，对针灸医学的贡献有三，分别是编著《新铸铜人腧穴针灸图经》、铸针灸铜人模型和刻《图经》于石碑，为经穴理论发展与规范化，作出了不可磨灭的贡献。宋代著名儿科医学家钱乙，被誉为"儿科鼻祖""儿科之圣",是我国医学史上第一个儿科学专家,我国最早的儿科病历由他创建。他编撰的《小儿药证直诀》,是我国现存的第一部儿科著作,亦是世界上第一部以原本形式保存的儿科专著。钱乙的主要学术内容包括:一是摸索出适合小儿的"五脏辨证"法,二是主张保养养生,三是观察面容诊病。著名针灸医药学家王执中,编撰《针灸资生经》《读书后志》《既效方》,主张针药结合,后又在《铜人》所记经穴的基础上,增加了督俞、眉冲、关元俞、气海俞、风市等5穴,对考证和整理经穴有肯定的贡献。北宋知名药学家唐慎微,经多年收集整理,编成《经史证类备急本草》,该书是集宋前本草大成之作,举凡经史百家、佛书道藏、民间笔记中有关药物记载,均加以择录,达1746条。最后宋代官修方书《太平惠民和剂局方》值得一提,其为中医方剂学著作,是全世界第一部由官方主持编撰的成药标准。

围棋的文化发展

唐代以前虽未见棋官之名,但应存在棋官制度,唐代有了进一步新的发展,有了棋待诏和棋博士,可见于《新唐书·百官制》。唐代最著名的棋待诏有王积薪、王叔文等人。王积薪根据前人和自己的实践经验著有《棋诀》,后人在此基础上总结出为流传至今的"围棋十诀":不得贪胜、入界宜缓、攻彼顾我、弃子争先、舍小就大、逢危须弃、慎勿轻速、动须相应、彼强自保、势孤取和。棋博士和棋待诏制度,是古代专职棋官制度成熟的表现,对围棋技艺水平的发展起着显著的作用。在唐代,围棋已经普及,国泰民安、安宁承平、经济稳定文化繁荣的社会环境,促进了围棋的广泛交流与迅速稳定的发展。西汉时期,中国的漆器、兵器等已传入了朝鲜,根据史料记载,围棋可能最早在唐代传入朝鲜半岛。围棋传播到日本的时间稍晚于朝鲜半岛,可能由中国直接传入,也可能是途径朝鲜半岛间接传入。围棋不断辐射对外传播,扩大了中国和周边国家人民的文化交流,形成一种文化互动,使各国人民对中华民族的优秀文化有了更深刻的认识。

北宋时期，在宽松的文化政策与具有开放性的社会文化下，棋艺理论的研究和著述出现了重大的突破，张靖编撰的《棋经十三篇》是其标志。《棋经十三篇》的首要价值，在于它的系统性，标志着中国古典围棋理论达到了一个新高度。全书 13 篇，其内容归纳起来，可分为 4 个方面：（1）从理论上解释棋局和棋子的形制。（2）阐述了棋手应具备的棋德和棋艺修养。（3）论述对弈中的基本要领和战略战术。（4）明确了围棋的规则。《棋经十三篇》是我国围棋发展史上的棋艺经典著作，作者以高度的棋艺修养以及渊博的棋艺知识，结合前人的围棋知识，系统、全面地提出了围棋的基础和实践理论，全方位总结与发展了我国古典围棋理论。全文语言精练形象，内容充满辨证思维，对初入门的棋手具有很强的指导意义。北宋刘仲甫创作的棋谱被编撰成《棋诀》，其中记载了我国现存最早的联棋棋谱。李逸民编辑的《忘忧青乐集》，是现存的年代最早的棋谱集，保存了大量当时的棋势与棋谱，是了解和研究我国棋艺发展的重要文献。在宋代，围棋之风极盛，因社会的发展和围棋观念的分化，形成了一种将趣味性、艺术性、娱乐性的围棋同竞技性的围棋从本质上区分开来的文人士大夫围棋观念，围棋又有了一些新的内容和特色。唐宋时期，围棋题材的绘画逐渐盛行，对后世的影响较大。

中医与围棋文化发展的相关性

这一时期，中医与围棋文化均快速发展，并受到道、儒、佛家的思想影响浸润，均有集大成的系统性的专业著作，并向国外辐射传播，发扬光大。《棋经十三篇》表达了万事万物，总是从一开始，围棋的路数，总计为三百六十一，这与中医经络学中的三百六十一穴位相应。所谓一，是其他一切产生的基础，把握了这个根本才能控制四方，这与中医理论中"道生一，一生二，二生三，三生万物"的阴阳学说理论所呼应。所谓三百六十一，是比拟周天的数目；分为四个角，是比拟四季的数目；每角又各为九十路，是比拟每一季的天数；周围七十二路，是比拟时令的变化；以上内容均与中医哲学内涵一致，讲究天人合一，取类比象，更与中医的四诊八纲、六经辨证不谋而合。黑白子在棋盘各占一半，旨在仿效阴阳，棋局的线、路叫作棋盘，线、路交错所构成的方格称之为拐，与中医一样蕴含了对立统一的辩证思想，讲究阴阳平衡与此消彼长。棋局是静态的、方形的，棋子则是运动的、圆形的，体现了天圆地方，动静结合，阴阳互补的朴素认知。一局棋便是一年的光阴，或硝烟四起或风平浪静，每个人对围棋的理解，也折射出其人生的境界。这与中医理论中的同病异治、异病同治，辨证施治、因时因地因人施治有异曲同工之妙。中医与围棋有着相似的规律与模式，两者都蕴含着整体观，并要求具体问题具体分析，才能体现出至高水平。

第五节 | 金元明时期的中医与围棋文化发展

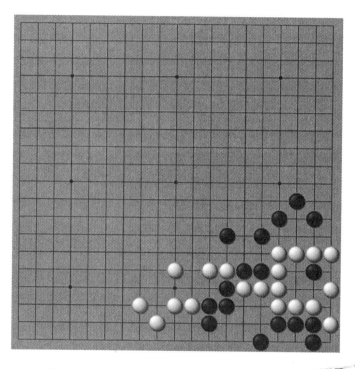

玄玄棋经 临危见机

王守仁曰："知者行之始，行者知之成。"

医弈二者，贵乎知行合一。

配图说明

　　金元明时期中医与围棋都具有流派多彩纷呈、观点百家争鸣的特点，完全符合王守仁心学中知行合一的辩证发展思想。临危见机一谱中危中有机、向死而生，乍看白棋难以为继，细思是黑棋大厦将倾。所配文字也是想说明辩证学对此阶段中医与围棋发展的影响。

中医的文化发展

中国医学发展到金元时期，有"金元四大家"，即火热说的刘完素（守真）、攻邪说的张从正（子和）、脾胃说的李杲（东垣）、养阴说的朱震亨（丹溪）。《四库全书总目》说："儒之门户分于宋，医之门户分于金元。"

"寒凉派"的刘完素，金元时期著名医学家，主要成就"六气皆能化火"学说，对后世影响较大。刘完素学识渊博，位列"金元四大家"之首，是寒凉派的代表性人物。他的著述颇多，《黄帝素问宣明论方》《素问玄机原病式》《素问病机气宜保命集》《新刊图解素问要旨论》《伤寒标本心法类萃》《保童秘要》《三消论》等医集。他以"火热论"著称，首创的方剂"防风通圣散"，为表里双解及外科病毒的有效方剂。

"攻下派"的张从正，精医术通医理，主要学说内容为三法六门，为"金元四大家"之一，强调病因多为外邪伤正，病以热证、实证为多，疾病分风、寒、暑、湿、燥、火六门。主张祛邪以扶正，治病苦用汗、吐、下三法，后世称攻邪派，但提倡适时补益，其先攻后补之治法一反滥用温补之时弊。他在情志治疗方面也很有特色，对中医心理学的发展有一定的贡献。著作较多，编有《儒门事亲》《心镜别集》《三复指迷》《张子和治病撮要》《张氏经验方》《秘传奇方》等多本书籍。

"补土派"的李杲，医技精湛，亦为"金元四大家"之一，是中医"脾胃学说"的创始人。他重视脾胃，探讨脾胃内伤病的病因病理，其脾胃论的核心是"脾胃内伤，百病由生"。李杲在脾胃的生理、病理、诊断、治疗诸方面，形成了独家的系统理论，故而后世称其为"补土派"。著有《脾胃论》《内外伤辨惑论》《兰室秘藏》《东垣试效方》《医学发明》《活法机要》等众多书籍。

"丹溪派"的朱丹溪，医术高明，倡导滋阴学说，创立丹溪学派，主要成就是"阴虚相火论"学说、"阳常有余，阴常不足"，并在此基础上，确立"滋阴降火"的治则，倡导滋阴学说及著有《格致余论》《局方发挥》两书。《格致余论》是中国最早的一部医话专著。后其学术思想传入日本，成为沿用至今的日本汉医的辨证纲领，迄今日本尚存"丹溪学社"。另著有《金匮钩玄》《本草衍义补遗》等医集。

"易水学派"创始人张元素，弃仕从医，苦研经年，洞彻医理，其主要成就为创设易水学派。著有《医学启源》《脏腑标本寒热虚实用药式》《洁古本草》《珍珠囊》《洁古家珍》《药注难经》《医方》《洁古老人注王叔和脉诀》《素问病机气宜保命集》等医集，均刊于世。

"药圣"李时珍，著名医药学家，主要成就为编撰《本草纲目》，对脉学及奇经八脉也有研究。他先后到我国多地考察收集药物标本和处方，并拜各类生活基层的职业者为师，参考历代医药等方面书籍 925 种，"考古证今、穷究物理"，记录上千万字的札记，弄清许多疑难问题，历经 27 年，稿三易而成书，方著成《本草纲目》。各代《本草》自神农所传止 365 种，陶弘景所增亦如之，苏恭增 114 种，宋代的刘翰又增 120 种，至掌禹锡、唐慎微辈，先后增补合 1558 种，时称大备。增药 374 种，厘为 16 部，合成 52 卷。首标正名为纲，余各附释为目，次以集解详其出产、形色，又次以气味、主治附方。不仅对中医药学具有极大贡献，而且对世界自然科学的发展也起了巨大的推动作用，被誉为"东方医药巨典""中国古代百科全书"，是古代中国中药学之大成，也是古代中国最系统、最科学、最完整的一部医药学著作。他的著述还有《濒湖脉学》《奇经八脉考》等多种。

"温补学派"的张景岳，人称"张熟地"，他创立的"阳有余阴不足""阳非有余，真阴不足"的学说对后世产生了较大影响。因其用药偏于温补，世称王道。后将自己的经验总结为《景岳全书》，内容丰富，囊括理论、本草、成方。著作首推《类经》，是一部系统而全面的临床参考书。《质疑录》共 45 论，为张氏晚年著作，内容系针对金元各家学说进行探讨，并对早期发表的论述有所修正和补充。张景岳善辨八纲，探病求源，擅长温补，治疗虚损颇为独到，反对苦寒滋阴，很好地纠正了寒凉时弊。他的阴阳学说、命门学说对丰富和发展中医基础理论有着积极的作用。张景岳再编《类经图翼》和《类经附翼》，对《类经》一书中意义较深言不尽意之处，加图详解，再附翼说。张景岳对中国医学的发展做出了卓越的贡献。

围棋的文化发展

　　大金时期，围棋已经盛行，以国君、士大夫、道门爱好围棋为代表。元代围棋发展的代表性事件，是棋艺经典著作《玄玄棋经》的出现。该书由严德甫、晏天章辑撰，《玄玄棋经》又名《玄玄集》。该书的主要特点是取古代六艺之名，分为礼、乐、射、御、书、数6卷。全书收录了前人的棋艺文献经典，并继续深入，以死活研究最为精妙、最为详尽，也是全书的精华。这本书的出现表明元代围棋在局部攻杀研究上已达到了较高的水平。约元至正九年（1349年）《玄玄棋经》成书，成书之后就开始广为流传。该书被后代棋家奉为典范，并被明代《永乐大典》、清代《四库全书》收入。该书是流传于国外的重点棋艺文集，于日本宽永时代（1624—1643年）传入日本。后在日本还出现了《玄玄棋经谚抄》，可见其影响深远。元代棋艺著作还有《通玄集》《幽玄集》《清远集》《增广通远集》《机深集》《自出洞来无敌手》等。明代围棋虽有官方禁令，但发展状态是高手辈出，呈现流派，其中朱元璋围棋给予充分重视，如朱元璋曾与刘基弈棋并作联。朱元璋出以"天作棋盘星作子，日月争光"，刘基对以"雷为战鼓电为旗，风云际会"，对得十分工整。明代围棋高手辈出，著作颇多，主要有王世贞《弈问》《弈旨》，冯元仲《弈难》《弈旦评》，其中以明末过百龄最为有名，他著有《四子谱》《受三子谱》《官子谱》等。元明时期的小说如《三国演义》《封神演义》《西游记》等都有下围棋细节的描写，而小说《金瓶梅》中描述了市民阶层的围棋活动，可见围棋在当时的普及情况。

中医与围棋文化发展的相关性

　　这一时期，医家与棋家均结合前人及前代基础理论以及个人实践与经验，提出诸多独特见解和创新内容，使得两者的体系均产生了突破性的进展。中医学界古来有"用药如用兵"之说，而围棋作为"战斗沙盘"人所共识，棋理通兵法，诊疗之术亦通兵法，两者均与兵家之理相通。中医古训"急则治其标，缓则治其本"，而棋理说"急所重于大场"，两者均围绕轻、重、缓、急进行深入探讨研究。棋者，对手是"疾病"；医者，疾病就是对手。治疗疾病要"以正合其势，以权制其尤"，不能总是依赖奇招、怪招、奇药、妙药，"正"是顺应疾病的发展规律，不能总期望凭一招一式便将病治好。当认清疾病发展态势之后，便可"以权治尤"，如医学上的"提壶揭盖"之法。从攻与守的角度来说，中医更是充分发挥了"棋理"，如"补益中洲"之法，就是以守为攻。"通因通用"就是以攻为守。诊疗疾病是生命攸关的大事，所以为医者亦应如棋者，"宜用意深而存虑精，以求其胜负之由，则至其所未至矣"，"击左则视右，攻后则瞻前"，而"攻邪不可伤正""补益不可过早"理出一辙。棋家云："高者在腹，中者在边，下者在角。"那么，高者何以在腹？其实这指代棋者的整体观及大局观念，从全局上把握胜机，这和医家四时五脏阴阳整体观念是一样的，为医者不能做头痛医头、脚痛医脚的庸医，要辨明五脏的寒热、阴阳、虚实等，辨证论治，总体治理。而如"下者则守隅趋作卦，以自生于小地"。如此类比，不必枚举。

第六节 清代以后的中医与围棋文化发展

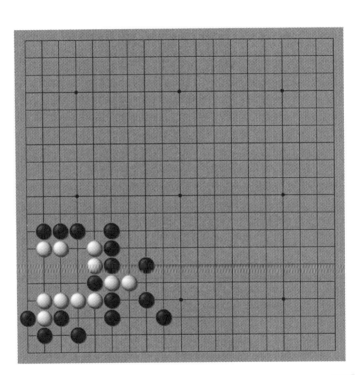

仙机武库 背水阵

九州生气恃风雷，万马齐喑究可哀。

初极狭，才通人。复行数十步，豁然开朗。

配图说明

　　清朝至近代时期中医与围棋都随着国运衰落步入低谷。然而，正如淮阴侯韩信布下背水阵，置之死地而后生，中医和围棋在短暂的沉沦后迎来涅槃。背水阵一图，白棋愚形做眼，历经九死一生，最终反杀黑棋。上图文字便是想还原这段绝望奋起的重生历史，以为后人鉴。

中医的文化发展

温病学派奠基人之一叶桂，字天士，清代著名医学家。叶桂是中国最早发现猩红热的人，首创温病的"卫、气、营、血"辨证大纲，编撰《温热论》，是对治疗温热病的临证经验的高度总结和概括，是温病学派的奠基之作。他将以"六经辨证"为主的外感病诊断方法，发展创立为以"卫、气、营、血"四个层次为主体，由表及里的辨证论治方法，这也标志着中医水平的又一次提升。"伤寒"与"温病"两大学说从辨证方法上彻底区分开来。对先贤著作的透彻分析和丰富的临床经验使得他进行了理论上大胆的创新，因此，叶天士是整个中国医学史上都称得上是有巨大贡献的伟大医家。其著作还有《临证指南医案》《未刻本叶氏医案》等。

"天下医之魁首"龚廷贤，辨证重脉诊，论病首言脉法，其著作颇丰，编撰有《济世全书》《寿世保元》《万病回春》《小儿推拿秘旨》《药性歌括四百味》《药性歌》《种杏仙方》《鲁府禁方》《痘疹辨疑全幼录》《秘授眼科百效全书》《云林医圣普渡慈航》《医学准绳》等，其中以《万病回春》和《寿世保元》流传最广。

清朝晚期著名医家周岩，在中西对比中善于发现彼此的优势，其时西医东渐，部分中医自弃其学，扬西抑中。对此，周岩认为中医之弊，不在守旧而在弃旧，谓西医"遗气化而究形质"，与唐容川"持中西之平"观点相仿。他编撰有《六气感证要义》，认为外感病症的病因不出风、寒、暑、湿、燥、火六气，以此来分述多种病证，并集诸家学说，参以个人心得，用以阐明症、因、脉、治。《本草思辨录》是周岩所撰药物学著作，主要就 128 种药物的药性进行了讨论。

清朝末年，中国长期受西方帝国主义列强侵略，国运日益衰弱。这时期受教士及西方医士们影响，西方医学开始在中国广泛传播，严重冲击了中医发展。中国许多人士主张医学现代化，致使中医学受到巨大的挑战。人们开始使用西方医学体系的思维模式来检视中医理论，中医学陷入存与废的争论之中。但也有学者在探索中西医结合之齿，其中朱沛文为最早的一位先驱。他编撰了《中西脏腑图像合纂》，将人体结构、脏腑图像与西方生理解剖图谱相互参照，加以论述。20世纪70年代，中医作为"古为今用"的医学实例得到国家政策上的支持而得以发展。当代中医在中国仍然是治疗疾病的常用手段之一。1996年，学界对中医阴阳、五行、藏象、气本质、经络实质和中医哲学观等都有了新的创造性的解说与认识。例如，气是信息—能量—物质的统一体；分形分维的经络解剖结构；数理阴阳；中医分形集：分形阴阳集（阴阳集的分形分维数），五行分形集（五行集的分维数）；分形藏象五系统（暨心系统、肝系统、脾系统、肺系统、肾系统）；中医除整体观、辨证观以及新提出的第三哲学观（相似观、分形论）等，还有近代针灸经络的发展史、近代中医的进展简史、中西医结合史、中医中药史等。

围棋的文化发展

清代初期和中期是我国围棋发展的鼎盛时期，涌现了大量高水平棋手，其中过白龄、周懒予、黄龙士、范四屏、施定庵、周小松、汪汉年等人的成就尤为突出。著名的大学者阎若璩将当时名望大、怀有绝技或学问造诣高的14人称为"十四圣人"，其中有出名的思想家顾炎武、黄宗羲等。而黄龙士，作为著名棋手被列入其中，能被文人士大夫和整个社会所如此推崇，这还是史无前例的。到了乾隆时期，围棋活动开展得更加广泛，此时堪称古代围棋的最繁荣时期，这时出了两位中国古代棋坛的奇才——施定庵和范西屏，均被誉为棋圣，少年时已成为国手，20岁便天下无敌，其棋艺都达到古代围棋的最高水平。乾隆四年（1739年），两者进行"十局争霸战"，他们对弈13局，留存下来11谱，人称"当湖十局"。这十局谋算深远，气势磅礴，扣人心弦，杀伐果断，其结果胜负各半，这是他们一生中最精妙的艺术杰作，也是清代甚至整个古代围棋的登峰造极之作。施定庵、黄龙士、范西屏三人是后人公认的中国古代三大棋圣。清代最重要棋艺著作有徐星友所著《兼山堂弈谱》、施定庵所著《弈理指归》、范西屏所著《桃花泉弈谱》、周小松《餐菊斋棋评》、陶式玉《官子谱》等。

　　乾隆后期，围棋开始衰落，中国棋界后继乏人，呈现难以为继、青黄不接的迹象。从嘉庆、道光直至鸦片战争前后崛起的国手，一般被称为"晚清国手"，他们的棋力相比之前大幅度下降。嘉庆、道光年间，经济萧条，社会动荡。其中著名棋手有周小松、陈子仙以及后来的"晚清十八国手"。其中以董六泉、任惠南等为代表，他们在中国围棋衰微之际，起到了承前启后的作用。高部道平访华标志着中日近代围棋交流开始。围棋自我国传入日本后，一直深受日本人民喜爱。

中医与围棋文化发展的相关性

　　中医的发展情况在改革开放后得到了显著的提升。随着国家对传统医学的重视和扶持，中医的诊疗技术和理论体系得到了不断的完善和创新。中医的现代化和国际化步伐加快，中医的服务范围也从过去的传统医疗领域扩展到了预防保健、康复养生等多个领域。同时，中医在临床实践中的疗效也得到了更为广泛的认可。围棋的发展同样也在改革开放后迎来了新的机遇。随着社会的发展和人们生活水平的提高，围棋作为一种智力游戏和文化活动，受到了越来越多人的喜爱和追捧。围棋赛事的举办和围棋教育的普及，都为围棋的发展提供了良好的环境。同时，围棋作为一种文化载体，也在国际交流中发挥了重要作用，成为展示中华传统文化魅力的重要窗口。

结语

仙机武库　叶底流莺

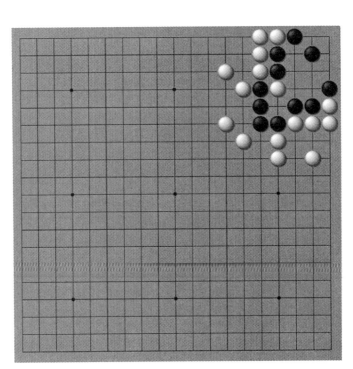

莫愁前路无知己，天下谁人不识君。

配图说明

　　本章是有关中医与围棋在中华文化中的产生、发展与相互关联的概述。选叶底流莺一图，寓意中医与围棋好似梧桐叶间灵巧嬉戏的一对黄莺，相生于阴阳、相知于思辨、相濡于寒冬、相约于早春。所配文字则表明在国粹得到空前关注的今天，中医与围棋必将携手迎来新的发展。

中医与围棋，是几千年来中华民族哲理智慧与思辨意识的结晶，是中华优秀传统文化遗产，包含了中华深厚且独具韵味的历史与文化积淀。

　　中医以整体观、辨证观、相似观（分形观）的三个哲学观的循证观点为最大特色，构成了中华传统医学体系的基础与核心。现代中医基础理论主要包括分形阴阳五行学说、藏象五系统学说（心系统、肝系统、脾系统、肺系统、肾系统）、五运六气学说、气血精津液神学说（气：信息—能量—物质学说）、体质学说、病因学说、病机学说及养生学说、分形经络说等，其中以信息—能量—物质统一气学说为基础，藏象五系统学说为核心，全面系统地阐述了人体的生理病理现象，并用于指导临床诊疗活动。围棋中的淡雅风情、豁达有度、理智并存，融合了中国军事、哲学、诗词等多种艺术形式的精髓，黑白之间，纵横之上，下棋之人将自己从棋艺中得到的悟解和内涵融入行棋思路之中，棋盘内外天人合一，成为中国棋文化的最大特点之一。

中医与围棋文化的思想关联

ZHONGYI
YU
WEIQI

中医

与

围棋

第一节 | 中医学理论体系综述

忘忧清乐集　一子解两征

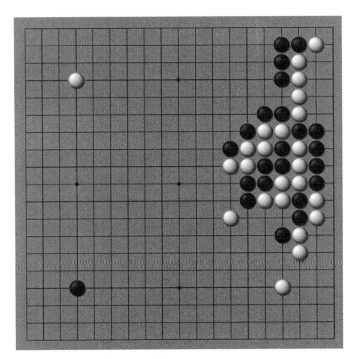

形神一体，术精岐黄体天心。

标本兼治，丹心妙手保康宁。

配图说明

　　中医诊疗，讲究浑然一体、标本兼治，将人体从精神到肉身视为一个整体，在通盘考虑的基础上实现人体内部的阴阳调和，继而祛病救人、强身健体。因为"一子解两征"棋势，当白棋肩冲在黑棋左下，黑棋对上方白棋和右方白棋胸有成竹的二选一征子之势居然被巧妙化解，这种同时兼顾所有弱点的精彩手法背后的思考，与中医里辨证论治的思想不谋而合。

中医学源远流长，博大精深，是中华民族传统文化的重要组成部分，是中华民族在长期的生产、生活和医疗实践中，认识生命、维护健康、防治疾病的宝贵经验总结和积累，是历代传承并发展创新的原创性医学理论体系。中医学是以整体观念为主导思想，以脏腑经络和精气血津液的生理病理为基础，以辨证论治为诊疗特点的医学理论体系。

中医学理论体系形成的条件

科学发展需要社会环境，包括自然环境、社会政治和文化思潮等，任何科学的发展都必然受到社会及其组成部分的影响和制约，与社会的其他子系统之间发生物质、能量和信息交换，科学无法游离于社会之外孤立地存在与发展。科学是文化的基础，文化又是科学的向导。尤其是当自然科学还处于较基础的形成阶段，文化对科学所起的作用影响更是难以估量的。中医学起源于原始社会，其理论体系形成于战国到秦汉时期，从春秋战国到秦汉时期，社会变革、学术繁荣，是中国社会发生重大变革的时期，各种文化流派如儒家、道家、墨家、法家、名家、阴阳家、农家、兵家、纵横家等展开了学术的争鸣与交流，出现了"诸子蜂起，百家争鸣"的繁荣景象，各种学术流派的交融，为中医学理论体系的形成奠定了坚实的文化、科学、社会及历史基础。例如，中医学的生命理论就受到了道家关于世界本原与生命起始的认识的影响；在医者的修身与医德的形成上，又深受儒家"自强不息、厚德载物"的道德观念与进取精神的影响。战国时期算学、天文、地理、历法学、气象学、矿植物学、冶炼、酿造技术有诸多创新及发展，为中医学理论体系的构建及丰富提供了科学技术基础,推动了中医学理论体系的形成及发展。例如，天文学观测发展出的宇宙观对以天地人为整体观的中医学哲学观的建立提供了基础，农业生产技术的进步对中药学的形成和发展起到了促进的作用，气象学、地理学的相关知识也对中医学产生一定影响，融入有关生命活动、疾病认识的理论和实践中。中医学理论充满了朴素的唯物论和自发的辩证法思想，其理论体系的形成具有深厚的哲学渊源，如精气、阴阳、五行各学说，对中医学理论体系的形成提供重要的思维方法。古代医家在医学实践与解剖学的基础上，以古代哲学的精气、阴阳、五行学说作为思维方法，创立了藏象、经络、精、气、血、津液等学说，早在春秋时代，古代医家就在探讨人与自然关系的过程中提出了六气致病的学说，以阐释人体的生理和病理，指导疾病的诊断和防治，开创了中医学理论体系的先河，为中医学理论体系的形成奠定了科学的基础。

中医学理论体系的主要特点

中医学理论体系的主要特点有两个：第一个是整体观念，第二个是辨证论治。

整体观念

整体观念，是中医学关于人体的完整性及人与自然、社会环境的统一性的认识，是中医学认识人体自身以及人与环境之间联系性和统一性的学术思想。整体观念是中医学理论体系的重要指导思想，起源于中国古代哲学中万物同源异构和普遍联系的观念，体现了古人在观察、认识和分析生命、健康和疾病关系时，对人体自身的完整性及人与自然社会环境之间的统一性与联系性的重视，贯穿于中医学的辨证、诊断、养生、防治等各个方面。

人体是一个有机的整体，形体与精神是表里相依、不可分割的两大要素，二者既相互依存，又相互制约。形体，是指人的形体结构和物质基础；精神，指意识、思维等精神活动，是生命活动的主宰和体现。形神一体观，是指形体与精神的联系与统一。在正常的生命活动中，形与神相生相成、不可分离。神为形之主，形为神之舍。在生理功能上，人体是以五脏为中心的有机整体，配合六腑、形体、官窍，通过经络系统的联络作用，构成了心、肝、脾、肺、肾五个生理系统，这五个生理系统具有结构的完整性和机能的统一性，既互相促进，又彼此制约，共同维持着人体生命活动的正常进行。这种以心为主宰，以五脏为中心的结构与功能相统一的观点，称为

"五脏一体观"。精、气、血、津液是构成人体和维持人体生命活动的基本物质，分布于五脏、六腑、形体、官窍中，发挥濡养作用，并促使它们密切配合、相互协调，共同完成人体的各种生理功能，从而维持心、肝、脾、肺、肾五个生理系统有序地工作。同时，脏腑的正常功能活动又能维持和促进精、气、血、津液的化生、运行、输布、贮藏和代谢，以此达到机体的良性的有序循环。

人类生活在自然环境中，人体的生命活动自然受到自然环境的各种变化直接或间接的影响，这种人与自然环境息息相关的认知，即是整体观中的"天人一体"观。人类属于宇宙万物之一，与天地万物同根同源。在中国古代哲学家的观念中，宇宙万物是由"道""太极"或"气"产生的，以"气"为宇宙万物初始本原的思想，即是"气一元论"，气分阴阳，以成天地。天地由阴阳二气交感，继而万物化生。

《素问·宝命全形论》指出，"天地合气，命之曰人"，"人以天地之气生，四时之法成"，自然环境的各种变化，如寒暑交替、昼夜更迭、地域差异，都会对人体的生理病理产生直接或间接的影响。人身处在自然环境之中，天地间阴阳二气不断地运动变化，故而人的生理活动必然会因受到天地之气的影响而有相应的变化。一年间气候变化的规律一般是春暖、夏热、秋凉、冬寒，而自然界的生物顺应这种规律，出现相应的变化过程，人体的生理也随着大自然季节气候的规律性变化而出现相应的适应性调节。例如，人体的脉象可随四季气候的变化而出现相应的春弦、夏洪、秋毛、冬石的规律性变化；又如天暑衣厚，则汗多而尿少，但天寒衣薄，则尿多而汗少。另外，人体经络气血的运行还受风雨晦暝等影响：若天温日明，阳盛阴衰，则人体阳气随之充盛，气血运行通畅；若天寒日阴，阴盛阳衰，则人体阳气亦弱，气血凝涩难行。一日之内昼夜晨昏的变化，对人体生理有不同影响，人体也会与之适应产生相应的变化。如《素问·生气通天论》所述："故阳气者，一日而主外，平旦人气生，日中而阳气隆，日西而阳气已虚，气门乃闭。"说明白日里人体的阳气多趋于体表，脏腑的功能活动相对活跃，而夜间人体的阳气则多趋于内里，故而此时人就需要睡眠和休息。这些记载反映了人体生理功能随昼夜阴阳二气的盛衰变化而出现相适应的自我调节。地理环境和生活习惯不同，在一定程度上也影响着人体的生理功能与体质特征，如北方天气燥寒，北方人多腠理致密，体形壮实，而南方天气湿热，故南方人多腠理疏松，体形相对清瘦；长期居住某地的人迁居异地，常出现"水土不服"现象，但随着时间推移也会逐渐适应。说明地域环境对人体生理虽有一定影响，但人体也具有逐渐自我调节去适应自然环境的能力。

每个人都生活在特定的社会环境中，必然会受到社会环境的影响。故而在中医学的整体观中，人与社会环境既相克相济，又相互统一。人不单单是个体的生物，也是属于社会的一员，具备社会属性。政治、经济、文化、宗教、法律、人际关系等社会因素，必然通过与人的联系和信息交换影响着人体的各种生理、病理、心理变化，而人也在与社会环境的交互中，维持着生命活动的稳定有序与协调平衡。人在不同的社会环境和社会背景中生存，自然造就了人体身心功能与体质的差异。一般而言，安稳的社会环境，和谐的人际关系，可使人精神振奋，富有进取心，身心健康向上；动荡的社会环境，复杂纠结的人际关系，则会使人精神抑郁、焦虑，或紧张、不安，于身心健康不利。人在政治经济上地位的高低，对人的身心健康也能产生影响。若是政治经济地位过高，养尊处优，心恣姿纵，易使人自傲纵欲；若是政治经济地位低下，饱经风霜，生活艰苦，易使人自卑颓丧。久之，会影响人体脏腑机能和气血运行。

辨证论治

辨证论治，是中国医学认识疾病和治疗疾病的基本原则，并贯穿于中国医学的诊断、辨证、预防、保健、养生等医疗实践的过程中，中国医学在认识疾病和处理疾病的过程中，强调不只要辨证论治，还要辨证与辨病相结合。辨证论治，是运用中国医学的理论辨析，通过患者的相关临床资料，以明确病变的本质，并确立病证，然后论证相关的治则、治法、方药并最终付诸医学实践的过程。这是中国医学诊治疾病的最基本的理论基础。

辨证是指医家以中国医学理论对通过四诊（望、闻、问、切）所收集到的资料进行综合辨析，以明确病变本质并确立为何种证型的医学思维和实践过程。由于证实疾病过程中的某一阶段或某一类型的病理概括，只能反映疾病在该特定阶段和该类型的病变本质，故中医学在辨证时，需同时辨明疾病的病因、病位、病性及其发展变化的趋势，即需辨明疾病从发生、发展到转归的总体病机。论治又称施治，是根据辨证的结果确立针对该证型的的治疗原则、治疗方法及方药，选择适当的治疗手段和措施来处理疾病的思维和实践的过程。

阴阳学说

阴阳，是古代中国哲学的概念，是对自然界相互关联的某些事物或现象的双方对立属性的概括，所谓"阴阳者，一分为二也"。阴阳学说属于中国古代唯物论和辩证法范畴，是在"气一元论"的基础上建立起来的中国古代的朴素的对立统一理论，体现出中华民族辩证思维。

春秋战国时期，古代医家开始将阴阳概念应用于中国医学理论。《左传·昭公元年》记载秦国名医医和为晋平公诊病时说："天有六气，降生五味，发为五色，徵为五声，淫生六疾。六气曰阴、阳、风、雨、晦、明也。分为四时，序为五节，过则为灾。阴淫寒疾，阳淫热疾。"《黄帝内经》运用阴阳学说来阐释医学中的诸多问题以及人与自然界的关系，《素问·阴阳应象大论》说："阴阳者，天地之道也，万物之纲纪，变化之父母，生杀之本始，神明之府也。治病必求于本。"这阐明了宇宙间一切事物的生长、发展和消亡，都是事物阴阳两个方面不断运动和相互作用的结果。中国医学把阴阳学说应用于医学，形成了中国医学的阴阳学说，成为中国医学的重要思维方法之一，促进了中医学理论体系的形成和发展。中医学的阴阳学说是中医学理论体系的基础之一和重要组成部分，是理解和掌握中医学理论体系的一把钥匙。"明于阴阳，如惑之解，如醉之醒"（《灵枢·病传》），"设能明彻阴阳，则医理虽玄，思过半矣"（《景岳全书·传忠录·阴阳篇》）。

事物的阴阳属性，决定其既有绝对性的一面，又有相对性的一面。事物和现象的阴阳属性，是相比较而言的，是由其性质、位置、趋势等方面所决定的。阴阳是抽象的属性概念而不是具体事物的细节表征，阴阳也是一对关系，它表示各种物质特性之间的对立统一关系。阴阳属性在一定条件下，可以相互转化，阴可以转化为阳，阳也可以转化为阴。阴阳中复有阴阳，阴阳双方中的任何一方又可以再分阴阳，即所谓阴中有阳，阳中有阴。阴阳学说的基本内容，可以从阴阳对立制约、阴阳互根互用、阴阳交感互藏、阴阳消长、阴阳转化、阴阳自和平衡等方面加以说明。

阴阳对立制约

阴阳对立制约，指属性相反的双方在一个统一体中的相互斗争、相互制约和相互排斥。如《管子·心术上》说："阴则能制阳矣，静则能制动矣。"阴阳学说认为，阴阳双方既是对立的，又是统一的，两者不可或缺，在相互制约和斗争中取得了动态平衡，即取得了统一。而这种动态平衡，促进了事物的发生发展和变化，如春、夏、秋、冬四季有温、热、凉、寒的气候变化。春夏之季阳气上升，抑制了秋冬的寒凉之气，故而春夏气候温热；秋冬之季阴气上升，抑制了春夏的温热之气，故而秋冬气候寒冷。这是自然界阴阳双方相互制约的结果。所以《素问·脉要精微论》说："是故冬至四十五日，阳气微上，阴气微下；夏至四十五日，阴气微上，阳气微下。"在人体正常生理状态下，体内的阴阳也处在相互制约、相互对应的动态平衡之中。例如，人体中的阳气能推动和促进机体的生命活动，加快新陈代谢，而人体中的阴气则能抑制机体的各种生命活动，减缓代谢，阴阳双方相互制约达到协调平衡，则人体生命活动健康有序，即《素问·生气通天论》说："阴平阳秘，精神乃治。"

阴阳互根互用

阴阳互根，指一切事物或现象中对立的阴阳两个方面，具有相互依存、互为根本的关系，即任何一方都不能脱离另一方而单独存在，都以对方的存在作为自己存在的前提和条件。例如，上为阳，下为阴，没有上也就无所谓下，没有下也就无所谓上；热为阳，寒为阴，没有热也就无所谓寒，没有寒也就无所谓热。所以说阳依赖于阴，阴依存于阳，如王冰注《素问·生气通天论》说："阳气根于阴，阴气根于阳，无阴则阳无以生，无阳则阴无以化。"中医学把阴阳的这种相互依存关系，称为"互根"。阴阳互用，指阴阳双方具有相互滋生、促进和助长的关系，如《素问·阴阳应象大论》说："阴在内，阳之守也；阳在外，阴之使也。"阳以阴为基，阴以阳为偶；阴为阳守持于内，阳为阴役使于外；阴阳相互为用，不可分离。

阴阳交感互藏

阴阳交感，指阴阳二气在运动中相互感应而交合，发生相互作用。交感：交指互相接触；感指交感相应，互相感应，交感相应，谓之交感。阴阳交感是宇宙万物赖以生存和变化的根源。阴阳互藏，指相互对立的阴阳双方中的任何一方都包含着另一方，即阴中有阳，阳中有阴，宇宙中的任何事物都含有阴与阳两种不同的成分，属阳的事物含有阴性成分，属阴的事物也寓有属阳的成分。

阴阳消长

阴阳消长，指对立互根的阴阳双方不是一成不变的，而是处于不断增长和消减的变化之中。阴阳双方在彼此消长的运动过程中保持着动态平衡。

阴阳消长是阴阳运动变化的一种形式，而导致阴阳出现消长变化的根本原因在于阴阳之间存在对立制约与互根互用的关系。由阴阳对立制约关系导致的阴阳消长变化主要表现为阴阳的互为消长，或表现为阴长阳消，或表现为阳长阴消；由阴阳互根互用关系导致的阴阳消长变化，主要表现为阴阳的皆消皆长，或表现为此长彼亦长，或表现为此消彼亦消。

阴阳互为消长

在阴阳双方彼此对立制约的过程中，阴与阳之间可出现某一方面增长而另一方面消减，或某一方面消减而另一方面增长的互为消长的变化。

阴阳皆消皆长

在阴阳双方互根互用的过程中，阴与阳之间又会出现某一方面增长而另一方面亦增长，或某一方面消减而另一方面亦消减的消长变化。

阴阳消长只是阴阳变化的过程和形式，而其原因则是阴阳的对立制约与互根互用。世界上的事物十分复杂，变化万千，性质各异，因而各类事物中的阴阳关系亦各有侧重。某些事物间的阴阳关系以互根互用为主，如精与气、气与血等；另一些事物间的阴阳关系却以对立制约为主，如寒与热、水与火等。诚如张介宾的《景岳全书·补略》所说："以精气分阴阳，则阴阳不可离，以寒热分阴阳，则阴阳不可混。"正因为如此，一旦出现阴阳消长的变化与失常，前者多表现为此消彼亦消、此长彼亦长，而后者多表现为此消彼长、此长彼消。

阴阳双方在一定限度内的消长变化，反映了事物之间对立制约和互根互用关系的协调平衡，在自然界可表征气候的正常变化，在人体则表征生命过程的协调有序。若阴阳的消长变化超越了正常的限度，在自然界表征异常的气候变化，在人体则表征疾病的发生。

阴阳转化

阴阳转化，指事物的总体属性在一定条件下可以向其相反的方向转化，即属阳的事物可转化为属阴的事物，属阴的事物可转化为属阳的事物。阴阳转化是阴阳运动的又一基本形式。阴阳双方的消长运动发展到一定阶段，事物内部阴与阳的比例出现了颠倒，则该事物的属性即发生转化，所以说转化是消长的结果。阴阳相互转化，一般都产生于事物发展变化的"物极"阶段，即所谓"物极必反"。因此，在事物的发展过程中，如果说阴阳消长是一个量变的过程，阴阳转化则是在量变基础上的质变。

阴阳自和平衡

阴阳自和，指阴阳双方自动维持和自动恢复其协调平衡状态的能力和趋势。对生命体来说，阴阳自和是生命体内的阴阳二气在生理状态下的自我协调和在病理状态下的自我恢复平衡的能力。

阴阳自和是阴阳的本性，是阴阳双方自动地向最佳目标发展和运动，是维持事物或现象协调发展的内在机制。中医学运用阴阳自和理论来说明人体阴阳自动协调促使病势向机体愈和恢复健康的内在机制，用以阐明人体内的阴阳二气具有自身调节的能力。阴阳自和是深层次运动规律，它可以揭示人体疾病自愈的内在变化机制。

阴阳平衡，指阴阳双方在相互斗争、相互作用中处于大体均势的状态，即阴阳协调或相对稳定状态。阴阳双方虽然不断地处在相互斗争、相互排斥、相互作用的运动之中，彼此之间随时发生着消长和转化，但阴阳双方仍然维持着相对稳定的关系。

阴阳自和的这种平衡，是一种动态的阈值平衡。也就是说阴阳双方的比例是不断变化的，但又是稳定在正常限度之内，是动态的均势，而非绝对的静态平衡。维持这种平衡状态的机制，是阴阳双方在对立制约与互根互用基础上的一定限度内的消长和转化运动。阴阳双方维持动态的阈值平衡，在自然界标志着气候的正常变化，四时寒暑的正常更替，在人体标志着生命活动的稳定、有序、协调。

第二节 | 围棋文化的哲学内涵

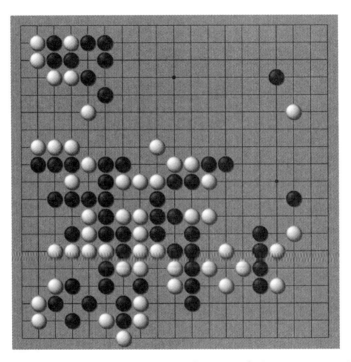

当湖十局　第壹局

不得贪胜，入界宜缓，攻彼顾我，弃子争先，舍小就大，
逢危须弃，慎勿轻速，动须相应，彼强自保，势孤取和。

配图说明

　　围棋十诀，是对围棋文化内涵的精辟概括。短短四十字，基本体现了围棋的社会性、技术性、哲学性及在攻守、动静、虚实、阴阳等诸多方面的上下求索。范西屏和施定庵这两位清朝国手在浙江平湖湖畔下出的"当湖十局"，每一局都将围棋十诀发挥得淋漓尽致。其招数之精妙、计算之深远，令所有研究过的棋道中人叹为观止。在这十局（一说十三局）中，第一局又是其中的精彩代表，以它作为中国围棋文化的一个总结，真是再合适不过了。

围棋形成的社会文化背景

围棋起源于中国，历史悠久，蕴含着中国传统思想文化的精髓，为中国国粹，是世界上难度最大、最具谋略性的棋类游戏之一，与"琴、书、画"合为中国古代"文人四艺"。据《左传》《论语》《孟子》等记载，在春秋战国时期，围棋已经广为流行①。它是一种古老的棋种，古代称为"弈"，东汉许慎的《说文解字》记载："弈，围棋也。"围棋的"围"，是围而相杀的意思；"棋"是手执之子，即棋子，因行棋的特点是围而相杀，所以称作"围棋"。围棋出现在氏族部落末期，中国古代典籍中关于围棋的最早记载出现于春秋时期，《春秋左传正义》记载："卫献公自夷仪使与宁喜言，宁喜许之。大叔文子闻之，曰：'呜呼……今宁子视君不如弈棋，其何以免乎？弈者举棋不定，不胜其耦，而况置君而弗定乎？必不免矣。'"春秋时期，士大夫阶层对围棋已经比较熟悉了，但围棋活动在当时不具有很高的社会地位，如孔子就认为"博弈"算不上高尚之事，仅仅比"饱食终日，无所用心"好一点儿。孟子更斥责其为五不孝之一，说道："博弈，好饮酒，不顾父母之养，二不孝也。"《孟子·离娄下》由此可见，围棋在当时属于娱乐活动的范畴，它本身所具有的精神享受和文化价值还没能被大家充分认识。汉代时，人们对于围棋的认识不再局限于围棋本身，对其有了更深入的了解。在该时期，由于统治阶级上层特别是皇帝和文人积极参与其中，围棋文化得到长足发展，出现了一些涉及围棋理论的著述，如班固的《弈旨》、桓谭的《新论》、黄宪的《机论》等。班固在《弈旨》中讲述了围棋之道，详述了如何布局及行棋。而桓谭的《新论》、黄宪的《机论》则有所发挥，其将围棋棋理与军事兵法及治理国家结合在一起，将围棋文化与社会政治联系在一起。在两晋南北朝时期，围棋得到进一步发展。两晋南北朝是中国古代政治上最混乱、社会上最苦痛的时代，然而却是古代精神史上较自由、较解放，较富于智慧、与热情的一

---

① 孙广仁，郑洪新. 中医基础理论 [M].3 版. 北京：中国中医药出版社.

个时代。这一时期朝廷更替频繁，在门阀士族等特殊的政治环境影响下，围棋文化受到深刻的影响。一批士人为保全性命常聚会于山林，或饮酒赋诗，或琴瑟悠扬来标榜清高避世。其避祸山林，崇尚虚无，清谈玄言，纵情享乐的社会风气反而促进了文化艺术繁荣发展，文风如鲁迅先生所言"清峻，通脱，华丽，壮大"。围棋这种具有益智性的文化活动，成为显现名士风流、谈玄尚虚、矫情镇物、雅量高致的首选。因此，他们对于围棋的理解就不只是两人对弈，而是借围棋论哲学、论人生，围棋文化得到丰厚滋养，对后世影响深远。唐宋时期，由于帝王们的喜爱以及其他种种原因，对弈之风遍及全国。这时的围棋不仅体现了功利性的价值，而且陶冶情操、愉悦身心、增长智慧。围棋的发展轨迹贯穿了整个封建社会，有着独特的文化意义和功能。

围棋与古代哲学的联系

古代哲学是古代圣人的重要思想。古人从哲学的视角出发，对围棋进行了解读和诠释，将中国哲学的特质赋予围棋，围棋就不再是简单的游戏，而具有了哲学内涵和文化意义，使得围棋的文化内涵、围棋的战术变化基于黑白棋子的排列组合，与《易经》中基于阴阳二爻的排列组合的中国传统哲学理论有相合之处。围棋的发展历程，及下棋落子时的象形及逻辑思维，处处都体现着深厚的中国传统文化及哲学思想[①]。陈祖德在题为《围棋与东方智慧》的演讲中说："有的人说围棋是体育运动项目，也有的人说围棋是智力竞技项目，这都对，但是又不全面。我觉得围棋真是中华民族高度智慧的一个结晶。……我想，没有任何东西能像围棋这样充分体现出中国的特色、思想、文化内涵。大家知道中国有四大发明，但我想如果中国没有这些发明，世界其他国家可能早晚也把它们发明出来。但是，如果中国不发明围棋，那世界上就永远不会有围棋，因为围棋体现了太

---

① 王锋.论围棋的起源、演变与中国传统文化的关系 [J]. 西安体育学院学报，1999，16（2）：19-21.

多中国的思想和智慧。"围棋的确体现了太多中国的思想和智慧，但围棋诞生时并不具备这些特质，在经过中国哲学对围棋的解读和诠释后，围棋与古代哲学融合，其内涵得以呈现并逐渐丰富。千百年来，中国哲学与围棋相互交融，古人通过围棋之道体悟天地之道，然后反观世事人生，亦通过人间百态，反思围棋之道。对于古人来说，围棋不仅仅是适情雅趣，更是借以悟道的他山之石。

《周易》作为我国古代最重要的经典论著之一，所包含的思想文化内容极为丰富，对我国数千年的政治、经济、文化等各个领域都产生了非常深刻的影响，被后世称为"大道之源"。中医与围棋理论的起源与发展均深受《周易》的哲学思想的影响。首先，中医的整体观是由《周易》的整体性思维演变而来的。《周易》由"传"和"经"两部分内容构成，"经"由六十四卦排列组成，《易传》中对"经"部分六十四卦的解释表明，六十四卦说明天地万物运动、变化、发展是具有整体性的，六十四卦又包括乾坤、既济、未济等卦象[①]。万物生之于乾坤，而万物变化于未济，也就是说世间的万事万物既生成就会于周而复始的变化之中，没有停止的时刻。这里强调了事物发展变化的整体性，八卦代表了天地宇宙间的八种基本事物，代表了宇宙系统的整体。《周易》中天人合一、事物循环、周而复始的运动整体发展理念很好地展现了中国古代传统思想文化中的整体性思维，而中医的一个非常明确的理念就是整体观。《素问·生气通天论》中记载："天地之间，六合之内，其气九州、九窍、五脏、十二节，皆通乎天气……故圣人传精神，服天气，而通神明，失之则内闭九窍，外壅肌肉，卫气散解。"《灵枢·经别篇》中亦云："人之合于天道也，内有五藏，以应五音、五色、五时、五味、五位也，外有六腑，以应六律。六律建阴阳诸经，而合之十二月、十二辰、十二节、十二经水，十二时、十二经脉者，此五脏六腑之所以应天道。"中医的诊治将人的机体作为一个相互通联的有机整体，人体的各个部分是这个整体中不可分割的组成部分，并且各部分之间有着不可

---

① 谭颖颖，刘昭纯.《周易》对中医养生理论体系建构的影响 [J]. 陕西中医学院学报，2011，34（4）：11-12.

分割的生理及病理上的联系，人的生理或病理方面出现的种种变化通常都与其所处的生存环境以及其他各种社会条件等因素密切相关。从整体观的立场看，这是我国传统中医理论中以宏观思维角度去发现、分析、处理病理问题的一种方法论。所谓宏观思维角度，就是将人作为一个有机整体进行诊断和分析，而不是只将出现病理问题的人体部分作为诊治主体对象，它强调了一种人与自然和谐相处的价值观和世界观，即通过整体观念阐述了中医理论的核心理念①。

另外，在中医理论中还有对《周易》太极象数思维模型的运用。《周易》中的太极象数思维模式主要是将宇宙万物、社会历史、自然环境、人体生命等的规律事物看作是合一的、互动的，它借助太极八卦、阴阳五行、天干地支等象数符号及图式构建万物之宇宙思维模型，传统中医对其最为著名的运用就是《黄帝内经》所阐述的阴阳、五行、八卦、河洛等集中思维模型，其直接思想源泉就是《周易》中的太极象数思维模型②。比如阴阳思维模型，《素问·阴阳应象大论篇》云："阴阳者，天地之道也，万物之纲纪，变化之父母，生杀之本始，神明之府也。"《周易》所阐述的对立统一关系是传统中医一直奉为经典的思维模型，并在医疗实践过程中形成了"四时五脏阴阳"独特的思维系统，如《素问·阴阳应象大论篇》通过将五行、五脏、四时、五方等类比确立人与天地相应的整体观。而河洛象数思维模型，如《灵枢·九宫八风》篇里将八卦与人体的五脏六腑相配合，并以此对人体的病理现象进行分析、解释和诊治。《素问·金匮真言论篇》中以"八、七、五、九、六"配属五脏，将河图象数思维作为五行的生成之数。中国古代诸多医术中均将阴阳、五行、河图等作为分析人体病理变化特征的重要模型。总之，阴阳、五行、河图等思维模型其实是同源同流的，它们都来源于《周易》中的整体性思维，

---

① 张其成.走近国学体悟中医——《周易》与中医学讲座纪实[J].中医药文化，2010，5（2）：11-14.

② 王彦敏，张其成.浅议彭子益的医易思想及其理论渊源[J].云南中医学院学报，2014，37（6）：77-78.

只是各个模型所研究的侧重点不同而已①。另外，中医理论中的辨证论治思维体系、经气学说等均受到《周易》的影响。

追溯围棋理论的起源与发展，也能发现其与《周易》的紧密联系。《弈旨》是中国古代第一部围棋理论著作，在围棋发展史上具有非常重要的地位，被奉为围棋理论著作"五赋三论"之首。在《弈旨》中班固提出了围棋之设乃效天法地，围棋之行以阴阳为基本二因素，模拟天地之运，其中之关键在于行棋之人是否恪守天道之争。班固为阐明围棋的价值和意义，以《周易》哲学思想对围棋进行了解读，构建了具有易学内涵的围棋义理。经过这样的解读和构建，围棋之道得以确立，并且实现了从《周易》到与天地之道的相通②。《弈喻》以《周易》象数思想对围棋进行了诠释，认为弈之数即是《周易》之数，弈之象即是《周易》之象，弈之道即是《周易》之道。弈道与《周易》道相通，无内无外，既在象数之中，又在象数之外。"象""数"是《周易》特有的对"道"的解说方式，六经皆言理，独《易》兼言象与数。在《周易》中"象"的主要含义有物象、卦象、爻象，以及作为动词，用作取象、象征之意。"数"主要的含义有大衍之数、阴阳之数、卦数、爻数、策数以及天数、地数等与数字直接相关的内容。《周易》中的"象"是从具体物象中抽象出来的，"象"的变化可通过"数"来表示，"数"的变化则反映了物象中对立因素的消长。"象"与"数"体现了《周易》哲学思想对"道之流行变化"基本特征的本质的抽象认知，具有认识论和方法论的意义。由于围棋本身即具有"象"和"数"的特征，当古人以探究"道"的视角观察围棋时，看到的是围棋棋局与《周易》象数思想的契合。

《棋经十三篇》曰："夫万物之数，从一而起，局之路，三百六十有一，一者，生数之主，据其极而运四方也。三百六十，以象周天之数，分而为四，以象四时，隔各九十路，以象其日。外周七二路，以象其候。枯棋三百六十，白黑相半，以法阴阳。局之

第二章　中医与围棋文化的思想关联

①　屈少雄.《周易》对中医理论发展的影响 [J].西部中医药，2018，31（1）：38−40.

②　何云波.围棋与中国文艺精神 [D].成都：四川大学，2003.

53

线道，谓之枰。线道之间，谓之罫，局方而静，棋圆而动，自古及今，弈者无同局。《传》曰：'日日新。'故宜用意深而存虑精，以求其胜负之由，则至其所未至矣。"其对棋盘路数的阐释与《周易》大衍之数相契合，《周易·系辞》说："天一地二，天三地四，天五地六，天七地八，天九地十。天数五，地数五，五位相得而各有合。天数二十有五，地数三十，凡天地之数五十有五。此所以成变化而行鬼神也。大衍之数五十，其用四十有九。分而为二以象两，挂一以象三，揲之以四以象四时，归奇于扐以象闰，五岁再闰，故再扐而后挂。乾之策二百一十有六，坤之策百四十有四，凡三百有六十，当期之日。"《周易》以天地之数为基础，以"一"为数之始，模拟三百六十周天之运。这意味着弈理应天而化，弈理与天理如出一辙。《棋经十三篇》依据《周易》之数理，确立"一"为棋局之始，即确立了围棋"生"的本根。围棋之"从一而起"首先隐喻着宇宙万物有生于无的生成之道。象棋对弈从"有"开始，开局时棋盘上双方兵马已严阵以待。围棋则从"无"开始，从空无一物的棋盘落子，无中生有。围棋的"从一而起"是对"太极本无极，自无而有，生化肇基，化生于一，是名太极"直观形象的诠释。围棋的"从一而起"还象征着宇宙万物繁生于简"生生之谓易"的发展之道。""确立之后，据其极而运四方，从第一颗棋子落枰，黑白交替行棋，阴合阳变，一生二，二生三，三生万变，围棋逐渐由简单至复杂，由有限进入无限，围棋数理之运用，千变万化，深不可测。

中医与围棋同受中国古代哲学的影响，二者具有一定的共通之处。

整体观念

围棋与社会环境的联系

中国哲学讲"道摄万物"，既然"围棋之道"与古代哲学之"道"相通，那围棋亦与外部世界有着广泛的联系。在各代著述中，围棋之道与兵家权谋者相连最多，围棋与政治、历史的联系也有论及，现代论著则主要研究围棋之道与经济、管理之间的关系。

中国哲学讲"天人合一"，世间万物相互联系，不可分割，人道与天道相通，而"围棋之道"与"道"相通，所以围棋亦能够与人产生广泛的联系。在中国的历史长河中，围棋不断与各类人群产生联系，当积累到一定数量与规模时，即产生了围棋文化。围棋文化之精神表现为对某种精神境界的追求，为个体提供某种精神的寄托。而这一点在两晋南北朝时期得到充分的体现，两晋南北朝时期崇尚玄学，士人以体悟道的"玄"为己任，围棋被看作"道"的载体和"玄"之所在。蔡洪在《围棋赋》中认为围棋"秉二仪之极要，握众巧之至权。若八卦之初兆，遂消息乎天文……远求近取，予以一贯。"建安七子之一的王粲在《围棋赋序》中说："清宁体能，稽漠玄神，围棋是也。"士人把哲学思想和人文精神融合到围棋中，称围棋为"坐隐""手谈""忘忧""烂柯"，体现了士人的精神追求，丰富了围棋的思想文化内涵，展顶了士人的围棋观，同时也折射了这个时代人们的人生观与价值观。围棋之道蕴含着的幽玄高远的境界与魏晋名士着力追求的高风逸韵甚相契合，他们赋予围棋独特的文化精神，围棋成为他们追求某种精神境界、实现自我超越的有效形式。

围棋自身体现的大局观

围棋的整体观念还表达为大局观。班固在《弈旨》中提道："局必方正，象地则也。道必正直，神明德也。棋有黑白，阴阳分也。骈罗列布，效天文也。四象既陈，行之在人，盖王政也。成败臧否，为仁由己，危之正也。"指出方正的棋盘象征大地法则，正直的棋线暗含明德。棋子有黑白，表示阴阳的区别，行棋是棋子在棋盘上的列布，是效法天文的景象。在天地阴阳之间，行棋的关键在人，就如同王政的施行一样，成败得失，在于是否遵循正道。棋局作为一个包含天地人的整体，围棋之设乃效天法地，围棋之行模拟天地之运，其中之关键在于行棋之人是否恪守天道之正。围棋虽然是逐个地投入子力，从局部开始战斗，但始终要有"全局一盘棋"的整体构思和大局观念。无论棋局多么复杂，下棋一定要全局在胸，牢牢地把握住局部服从全局的原则，看清矛盾的转化，时刻注意调整好局部与全局的关系。

如果把一盘棋当作一场战争的话，那么它就是由若干个重大战役及无数个战术行动所组成的。对于每个战役首先要分析战场的态势，明确战略意图，制订作战计划以及设定战役目标。当战役展开之后，可以根据实际情况及时调整作战计划和战役目标。随之把握机会施展妙手，使自己处于攻势、占据主动。第一，发现对方的破绽，迅速抓住战机，一举使自己处于主动攻击的地位。在一盘棋中棋手不可能总是处于攻势，没有攻击目标时要注意调整棋形，补好自己的弱点，巩固攻击得来的战果。同时瞪大眼睛，等待对方出现下一个破绽。第二，制造出下一个攻击目标。除了让对方按自己步调行棋外，还可以变着、怪着、欺着、骗着迷惑对方，逼对方出错，诱使对方忙中上当，以期获得一役定胜负的结果。也可以将棋盘上的有些点或实地主动让给对方，或者利用弃子战术，给予对手"甜头"，而己方谋求的是最大的制胜实地。以大利调动对手，以小利引诱对手，以自己预先布防的子力伺机攻击对手打入的孤棋。另外，围棋注重"集体作战"，讲究"呼应连接"。在适当的时机，还可用试应手来侦察敌情，在对方的阵地里留下一个"伏兵"，以备后时之需。一招棋看似无关紧要、表面分散、互不关联，隐伏着未来的联系，而这种联系又不是绝对的，有多种转化可能。高明的棋手往往能审时度势，顺势而动。围棋布局，每次落子都要考虑周围棋子的搭配、每个棋子的效率，考虑每个棋子的现状与潜力、厚势与实地的得失等；围棋的征子，在利用对方棋子只有一口气，不断扭拐叫吃的同时，还需要考虑棋盘的另一角或周边棋子的配置等，这些与中医的五行藏象体系理论非常相似，围棋盘上同样也存在生克制化规律。棋家云："高者在腹，中者在边，下者在角。"从全局上把握胜机，这也与中医四时五脏阴阳整体观念是一样的。

辨证论治

围棋的"辨证"称为形势判断，而"施治"是指形势判断后的落子。围棋的"辨证"不仅是要计算现在确实的目数，还要估计发展趋势和各种可能性，所以叫"形势判断"而不是"形势计算"。围棋的"论治"则是根据形势判断的结果，确定在哪里下子，或打入，或杀大龙，或收官，或抢空，或补棋，或整形等。围棋最明显、最精妙的所在即是变化，《棋经十三篇》说："自古及今，弈者无同局。"强调的就是围棋的变化无穷，而这些变化莫不遵循一定的规律。清人徐敦祺在《弈萃·叙》中说："盖弈之义理无穷，千百变而至万万变，生生死死，怪怪奇奇，然变化固多，而登峰造极，终究归诸平淡，不外规矩准绳。"规矩准绳即是常，徐敦祺认为围棋中同样体现了"常以制变，变以贞常"的"道"之法则，循于此才能登峰造极。宋代围棋书谱《忘忧清乐集》中卷专门研究围棋之"定势"，元代围棋书谱《玄玄棋经》也对围棋定势进行了探讨。古人所谓"定势"即现代围棋术语中的"定式"，指对弈双方在棋局局部"接触战"中均依循棋理下出正着，形成"两分"（两分：围棋术语，指经过局部折冲后，双方得失相当，均无不满）的局面，由于结果黑白双方均可接受，从而形成一种固定的下法。"定势"可以看作是围棋中"常"的一种表现形式。

　　由于"定势"在棋局局部可以看作"两分"，但当与周围的局势联系在一起进行全局考察时，往往需要根据不同的周边配置选择不同的"定势"，或者对"定势"招法进行有针对性的"变招"，这即是"常中有变"，所以在"全局为重"的层面上同时贞定了"常中有变"。古人专门对"定势"进行种种研究，常其所变，变其所变，体现了对围棋"常变"观的重视。围棋的此种思维方式，亦体现了因势施子、辨证论治的思维特征。中医古来有"用药如用兵"之说，而围棋作为"战斗沙盘"也是人们的共识，棋理通兵法，诊疗之术亦通兵法，如中医古训"急则治其标，缓则治其本"，棋理说"急所重于大场"。二者都围绕轻、重、缓、急部署。诊疗疾病是生命攸关的大事，治疗疾病要"以正合其势，以权制其尤"，所以为医者亦应如棋者，"宜用意深而存虑精，以求其胜负之由，则至其所未至矣""击左则视右，攻后则瞻前""攻邪不可伤正""补益不可过早"都是辨证施治在围棋、中医应用中的具体体现。

围棋与阴阳学说的联系

　　阴阳学说对围棋产生了很深的影响，围棋称作黑白世界，一黑一白，阴阳交替也，代表了事物矛盾的正反两个方面。白子代表了《易经》中的阳，黑子代表了《易经》中的阴。广义地说，围棋的基本概念中大与小、强与弱、重与轻、急与缓、厚与薄、松与紧、进攻与防守等都是阴阳思想在围棋中的拓展。围棋的黑白双方在下到一定的步数时，整个棋局就会出现不平衡，围棋高手往往不需要数子，只要观看围棋图形就能判断出大概的胜亏。出现对某一方不利的情形时，若有精妙布局或高手指点，或可挽回万一。这些围棋的规则虽然是人定的，但是这些规则的产生是与黑白子对立统一的关系分不开的，是与阴阳理论相关的[①]。从围棋的历史、围棋的现状、围棋本身的性质这几个方面，概括出围棋的六个特征，也都是对立统一的：围棋是最古老的又是最年轻的；围棋是最中国的又是最世界的；围棋是最复杂的又是最简单的；围棋是最精确的又是最模糊的；围棋是最文雅的又是最激烈的；围棋是最狭窄的又是最广阔的。无论如何发展，阴阳哲学都是中医、围棋文化固有的基础。

　　东汉李尤在《围棋铭》中说："局为宪矩，棋法阴阳。"《棋经十三篇》说："枯棋三百六十，白黑相半，以法阴阳。"阴阳是《周易》哲学思想的核心内容，《周易》认为万物皆负阴抱阳，以阴阳变化来说明宇宙万物的一切现象。阴阳思想经《易传》阐发，已渗透到中国传统文化的方方面面，围棋子分黑白，古人把直观的黑白棋子与阴阳联系起来是再自然不过的事情。围棋义理提出的"法"阴阳，除了指出黑白棋子象征阴阳这一表象外，还具有更深层次的含义。《周易》卦象的基础是阴阳二爻，阴阳二爻按照阴阳二气的消长，排列组合形成卦象；围棋棋局的基础是黑白棋子，黑白棋子依照弈者的构思相互作用，勾连列布形成棋局。二者形式相近，不同之处在于阴阳二爻的变化是阴阳二气消长的结果，黑白棋子的列

---

① 王俊龙.棋法阴阳：围棋中的哲理与数理 [J].西南大学学报（社会科学版），2013，39（6）：11－19，173.

布则是弈者构思的产物，当黑白棋子的列布符合阴阳消长的规律时，即与古人追求的"道"相接近了。围棋在对弈过程中存在各种形式的阴阳对峙，如死活、大小、先后、缓急、厚薄、向背等。古代围棋理论著作几乎都提及了围棋与阴阳的重要关系，认为围棋之道即是阴阳之道。《周易·系辞》说："一阴一阳之谓道。"围棋义理"法"于阴阳的提出，明确了弈者对棋局的构思应当效法阴阳消长之道，"法"于阴阳是弈者的终极追求。沈约认为围棋"静则合道，动必适变"。虞集认为围棋有"阴阳动静之理"，提出了对弈中的"动静"观念。在《周易》哲学思想中，动静是与阴阳相对应的一个概念。《周易》的主要内容分为象、数、理三个方面，八卦为物象，六十四卦为物理，阴阳为物象之两仪，动静为物理之两仪，阴阳与动静为《周易》之两仪。阴阳自为体，动静自为用，阴阳交，物象成，动静交，物理成，阴阳动静交，大道成。动静在《周易》哲学思想中占有重要地位，只识阴阳不识动静为不知《易》。围棋义理在"法"阴阳之后提出了知动静，明确了《周易》动静思想在围棋对弈中的重要作用，正如棋家所言，若弈，则非天下之至静者，不能审其理于机先；非天下之至动者，不能神其用于莫测。围棋中的攻与守、动静变化、虚实交替、刚柔相济、快慢切换都是阴阳转化的充分体现。

可见围棋与中医的起源及理论基础存在千丝万缕的联系，《黄帝内经》对阴阳之间的对立统一关系做了更为深入的阐释，也恰恰能表达围棋中黑白二子的关系。例如，阴阳相互斗争，如《素问·疟论》说"阴阳上下交争，虚实更作，阴阳相移也。"围棋黑白二子总是在互相争斗之中。阴阳相互依存，双方共处于统一体中，如《素问·逆调论》说："人有四支热，逢风寒如炙如火者，何也？岐伯曰：是人者，阴气虚，阳气盛，四支者阳也，两阳相得而阴气虚少，少水不能灭盛火，而阳独治，独治者不能生长也，独胜而止耳。逢风而如炙如火者，是人当肉烁也。"强调了独阳不生、孤阴不长的道理，阴阳双方必须平衡地共处于一个统一体中，才能实现机体的健康发展，围棋黑白二子均处于同一棋盘之上。阴阳相互包含，如《素问·天元纪大论》说："天有阴阳，地亦有阴阳……故阳中有阴，阴中有阳。"围棋黑白二子争斗过程中需相互包围、格杀、抢占地盘，有时也会互相用到同样的战术。阴阳相互消长。如《素问·脉要精微论》说："天地之变，阴阳之应，彼春之暖，为夏之暑，彼秋之忿，为冬之怒。"一年之中，阴阳二气不断消长变化，阴阳只有相对的、动态的平衡，而没有绝对的、永久的平衡，围棋黑白二子的争斗是以分出胜负为最终目的，在这之前，都是一种动态变化。阴阳相互转化，如《灵枢·论疾诊尺》："四时之变，寒暑之胜，重阴必阳，重阳必阴，故阴主寒，阳主热，故寒甚则热，热甚则寒，故曰寒生热，热生寒，此阴阳之变也。"当条件（即"重""极""甚"）具备时，阴阳可以相互转化。围棋黑白二子之间的优势、消长、胜负在对局过程中并不是一定的，情势在一定条件下可互相转化。

围棋中的攻守

在没有落子之前，盘面上是没有阴阳变化的，一旦落到棋盘上，阴阳变化就开始了。黑白双方不断交替，此消彼长，两者相辅相成。在围棋对弈中，进攻的目的，是通过威胁对方棋子的生存来获取实实在在的利益，或取实地，或得厚势。而防守的作用则是不让对方得到攻击的利益，但是，有时退让一步而坚实固防，其最终效果并不逊于攻击。阴可胜阳，阳亦可胜阴，随棋局的发展来展现阴阳的转化与变换，最后达到阴阳相衡。在围棋中阴阳变化是有度的，即会在高下之间存在某一个平衡点，在行棋的整个过程中都贯穿着围棋的"度"。在行棋过程中，先在战略上做出"度"的选择，然后在具体的行棋过程中仔细把握时机和次序。防在哪一路，攻到哪一点，常常是差之毫厘，谬以千里。在围棋中，有人下棋时，恨不得把对方的棋子全部从棋盘上清零，这就违背了围棋之道。因为棋是双方下的，是你走一步，我也走一步，对弈双方此消彼长、此长彼消的点很多，但真正合于"度"的只有一点。对局时，难就难在要随着棋局进程，不断地去寻找这一点。同时，任一方都不可能始终抢到每个点。对弈中常常是"双方均无不满"，每一步好棋都是和谐的产物，能很自然地和周围的棋成为一体。棋局终了，你中有我，我中有你，呈现出阴阳共处的平衡态势。因而，掌握了阴阳变化规律，同样也就掌握了围棋攻防变化的根本方法。

围棋中的动静

在围棋行棋过程中，静指双方在一段时间里互无攻防而处于一种对峙等待的状态。此时棋子运动相对固定，对抗的双方都在静观其变，冷静布局，以静制动，寻找进攻时机。这种静的状态往往是一次激烈攻防交锋的前奏。静是为动做准备，特别是为进攻做准备。处处调整好自己的棋子，达到浑然一体、蓄劲待发的状态，如箭在弦上，一触即发，这是富有动意的静态，也只有这样的静，才能产生使对方不战自怯的威慑力量。这也要求棋手心要静，只有心静，达到心态平和，才能够应付千变万化的对抗形势。在动子的时候，则要抓住时机，抢占要点。尽量做到掩盖真实的意图，蒙蔽对手使其得出错误的判断，如果主力暴露，意图被识破，下面的棋将难以为继。在围棋对抗初期，如果对方的进攻与防守比较严密，缺点和弱点就不易暴露。随着时间的推移，棋子越下越多，局面越来越复杂，双方的许多弱点就会暴露出来，待一方掌握另一方的弱点，先把自己的棋子补强，积蓄好力量，再抓住战机，给予重击。这就是孙子说的"先为不可胜，以待敌之可胜"。由此可见，谁能在一对一的情况下把握住动静之机，调整好心态，谁就可能多几分胜算。

围棋中的虚实运用

围棋同样讲究"虚实相生"。围棋从落子布局直到最后官子结束，全盘战斗均可归结为"虚实"两种。虚实结合，也就有了生生不息的活力，构成了棋艺理论中的"虚实相生"。东汉黄宪就在《机论》中做了很好的阐述："弈之机，虚实是已。实而张之以虚，故能完其势。虚而击之以实，故能制其形。是机也。"一棋盘之上，子落处为实，无子处为虚；正着为实，变着为虚；定式为实，变法为虚；实如主力军，虚如奇兵。好的棋局，都能够很好地处理"虚"与"实"的关系。真正的高手善于以实招迎敌，以虚招取胜。全局攻防战术变换，不仅要着眼全局处理好虚实关系，而且在任何一个局部都必须时时运用虚实变化。在行棋过程中把握好时机与次序，选择好最恰当的点。虚则实之，实则虚之，虚实相生，灵活机变，虚实兼顾，变化无常，使对方难以应变，处处挨打。

围棋讲究"虚实相生","虚"可以化为"实","实"又有赖于"虚"而生存,棋子才能气韵生动。围棋的"虚"与"实"相辅相成、互相转化。"实"不永远是"实","虚"能产生出新的"实";"实"中出"虚","虚"中扶"实"。这是围棋,这也是东方的艺术,东方人的哲学。围棋的难处不在"实",而在"虚"。所谓高者在腹,因为腹是最空的地方。"子空皆地",因而"虚"的空间在围棋中具有重要的意义。围棋的"虚"既是手段,又是目的。棋盘上所有的战斗,都是以"实"防守迎敌,以"虚"攻击取胜。下棋时,在对方强大的阵势面前,应巩固自身,将棋下厚。"厚势"指的是棋子之间,形成了势力,即这块棋的棋子之间互为犄角、互相呼应,联成铜墙铁壁。而且这块棋还有极强的辐射力,可以蔓延到整个棋盘,不仅易于连接己方其余的几块棋,还给对方造成无形的压力。"厚势"是相对实地而言。"厚势"不同于实空,它是一种潜在的"力量",是源源不断的动力源泉,给人"箭在弦上,引而不发"的蓄积力量之感,一触即发的力度感。因此,当对方走成"厚势"时,我们要避其锋芒,保存实力,打它弱处。当我们自己走成"厚壁"时,就要想办法把敌人引到我们的"厚壁"里来,把它消灭,即避实就虚。历来认为"薄棋易受攻、易被动""走厚方能掌握主动",这时候薄棋一方在考虑自己的弱点,自然没有时间精力来考虑攻方的棋。但"薄"并非一无是处,"薄"在无形中隐藏着"虚"。只要薄而不重,便能取弃自如。进可引诱对方耗费子力发动进攻,从而放缓对方的行棋速度并降低其行棋效率;退可于局面不利之时将盘面复杂化,从而创造出翻盘的机会。"薄"看似输掉了主动性,但实质是先把对手的注意力吸引过来,让对手搞不清你所走的路线,然后再趁机实现你的策略,要牵着对手的鼻子走,而不是被对方钳制,用虚去克敌制胜。宋代张拟在《棋经十三篇·虚实篇》中指出:"夫弈棋,绪多则势分,势分则难救。投棋勿逼,逼则使彼实而我虚。虚则易攻,实则难破。临时变通,宜勿执一。"在黑白相互攻守"虚"与"实"的组合变化中,无论是攻杀还是防守,在子力的运用上,一般要用"实"兵去防守,用"虚"兵去制胜。

全局攻防战术变换,不仅要在全局整体上贯彻虚实的原则,而且在任何一个局部也必须时时运用虚实变化。孙子在《孙子兵法·虚实篇》中云："水因地而制流，兵因敌而制胜。故兵无常势，水无常形。能因敌变化而取胜者，谓之神。"

<h2 style="text-align:center">围棋中的刚柔运用</h2>

　　中国哲学中的"柔"实质上是一种坚韧不露、含蓄、深沉、外柔内刚的状态。刚柔相济在围棋实战中表现为，若对方以刚力击来，不可强制硬拼，而是以柔克刚，以巧制胜。顺其进攻点的行棋方向，感知对方的行棋意图，读懂对方的招式，腾挪灵活转换，有意识地控制和卸掉对方的行棋路线，摆脱对方进攻点的行棋方向，化解其攻势，并制对手于欲动未动之先，在对方不知不觉中将其进攻方向顺其势引至自己的行棋轨道上来。避开其正面攻势击之，诱惑敌方，击其之侧，做到自己的棋子和棋子之间相互呼应、相互配合，节节贯串，灵活运用。当摆脱对方的进攻点后，运用灵活手段，迫使对方由主动变成被动。因此要充分了解自己和对方所处的攻防实际情况，应敌变化，把握恰当的时机和来势，在几跟几随之中，等对方的力量消耗完后，弱点暴露，不知不觉中使对方在压力下陷入困境，没有转换之地，失去还击之能。而己方棋势早已吃进彼棋，立即抓住有利战机，蓄劲如张弓，发劲如放箭，主动出击取得胜利。韩国棋手李昌镐与对手对抗时，凭借扎实的基本功和高超的技巧，任凭对手来势凶猛，他也能顺应自然、巧妙地化解对手的进攻，消除其威力再借力打力，一贴住对方就产生一种巨大的威慑力，使对手处处受制于他，被动挨打，然后伺机击之，直到制服对手。

　　要做到刚柔相济，灵活敏捷，关键在"腾挪"，所谓"腾挪"，形象地说，就是躲闪别人的攻击。即利用对手的弱点，运用声东击西的战法，挫败对方的作战意图或轻灵地处理好己方棋子的一种手段。"腾挪"是一种手段，是一种处理棋子的能力。"腾挪"就是以避重就轻、轻巧处理、灵活弃取来换取局势平衡，多用碰、靠、断等方式和对方近身相搏而找到做活的机会。总体来说，"腾挪"不需要棋子全部活，而只需要活出一部分达到破对方空的目的即可。宋代著名棋手刘仲甫著《棋诀》所言："取舍者，棋之大计。"一并强调"取舍不明,患将及矣"。"腾挪"正是灵活弃取的一种表现。"轻""闪刀""灵"当为高手腾挪的特点。围棋艺术最具魅力之处,就是腾挪中的"闪身",一种灵活转换,化敌之劲为柔劲,是"柔中有刚",发力攻敌之劲为刚劲,是"刚中有柔"。正所谓:柔中有刚攻不破,刚中无柔不为坚。围棋用柔,并非一柔到底,而是柔中带刚,刚中寓柔。柔不是弱,是容、是收、是含,是以柔克刚、以巧制胜、以技胜力。在围棋的理论中有"先收后放""蓄而后发"之说,"收"和"蓄"是由守转攻的关键,蓄劲如张弓,发劲如放箭,一旦时机成熟,就由"收"转为"放",由"蓄"转为"发",由柔转为刚。这种转换过程,其关键是"巧",得机得势,刚来柔化、化刚为柔,随棋而动。可见柔是刚的前提,柔劲处理好,自然能积柔成刚。

围棋中的快慢运用

下围棋时,双方都会快速抢占"先手",迫使对手被动应对,以利于己方控制棋局进程。出手慢则意味着被动和挨打,但被一着先手控制住的棋手,如果发现有更大的反击处,那么可以放慢速度选择在别处快速抢占另一个更大"先手"。由此可见,在行棋过程中,速度快有快的好处,快的节奏就是在进攻时能快速抢占双方的急所,控制整个棋局的脉搏;慢也有慢的价值,有价值的慢同样能压制快的成果。

围棋技击所注意的重点并不是快慢本身而是快慢的转化。慢是为了看清楚自己和对手的情况,加强子与子之间密切的联系,积蓄力量,为将来的反攻做准备,因此慢是快的准备,是一次激烈攻防交锋的前奏。慢的节奏往往在进攻时对自己的薄棋进行补充,不急于快速脱先抢攻,看起来好像落了后手,其实积蓄了力量,利用有利的态势,不急于直接进攻,等待创造机会。通过试应手来侦察敌情,确立后面的攻击思路。缓慢、轻柔地试探对方,让对方抓不住攻击点,造成对方错误判断,然后及时抓住一切有利时机,选择最关键之急所,调动对方行棋步调,扼制住对手的反击,用每一颗棋子向对手展示一种命令的姿态,对手不得不跟从你的行棋步调落子,这样才能在自己多次后手的"调子"中打乱对方的行棋次序，使己方越走越顺畅，顺势将自己的棋走厚或围空，获得了实实在在的利益。而对方则从主动顺畅的攻势转为受击的劣势，行棋越来越重，终成骑虎难下之势，最后大龙被屠，满盘皆输。因此在围棋技击中把握了攻防节奏，就把握了主动权，这个节奏通过快慢来体现。快往往和进攻联系在一起，慢则与防守相联系。快而不乱，慢而不断，快慢相间，才能掌握主动。攻与防并不是绝对的，而是相互转化的，只要不是双方的实力过分悬殊，一方"只有招架之力，全无还手之功"，那么这种转化随时随地都可能出现，原来的攻方随时可能变为守方，原来的守方随时可能变为攻方，如果不能较快地结束对抗，那么这种转化还可能持续一段时间。不仅如此，即使在每一次攻防的过程中，攻方也总是随时准备着：一旦对方防守成功而自己处于被动时能迅速转为防守；守方也随时准备着：一旦破解了对方的进攻就迅速地让自己抓住机会转为进攻。所以攻防变化规律要因敌之变而变，防守时随时都要准备抓住机会转为进攻，只守不攻就会失去许多有利的进攻机会，进攻时也随时要准备转为防守，只攻不守也会因对方的变化在转瞬之间陷入危险的境地。攻防胜负的转换就在转瞬之间。

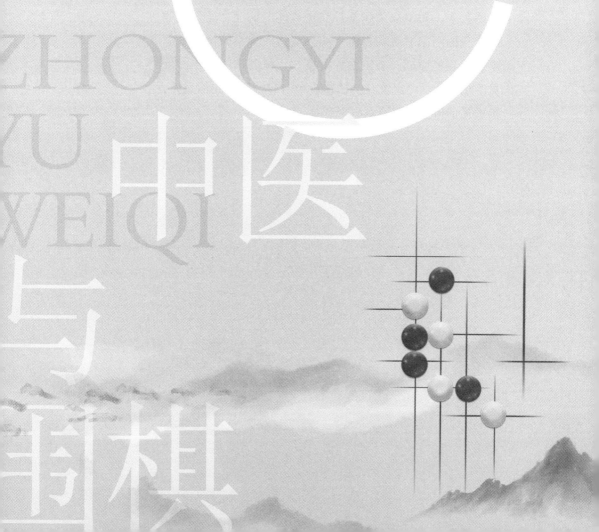

第三章

中医与围棋文化的轶闻集锦

　　整体观念是中医文化的核心，同样全局思想也是围棋文化的内核，不注重一池一地的得失，着力把握全局是围棋文化的精髓。围棋讲究行棋着手的潜在价值，行棋过程中要处理虚与实的关系、大与小的关系、厚与薄的关系、先与后的关系等，最重要的要处理好全局与局部的关系。而中医治病不只注重具体的病症，还着重考虑全身的阴阳寒热、表里虚实，从病人全身的情况考虑疾病发生的原因，确定治疗方案，正是所谓的治本。可见围棋文化和中医文化的价值观也有着惊人的相似之外，追求无形价值大于追求有形利益。

第一节 | 望色仲宣

官子谱 六道士逢厄

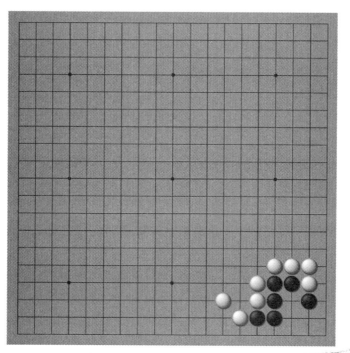

六子似活非活，想想还是不补。

隐患终究隐患，难逃厄运临头。

配图说明

围棋中有危棋自补一说，也符合隐疾早治的道理。

張仲景早年間在南陽避難，與友人會棋期間遇到了來荊州投靠劉表的王粲（字仲宣，建安七子之一）。張仲景攔下王粲，對他說："你已經得了重病，四十歲的時候眉毛就會掉落，當眉毛掉落完後半年就會死去。我現在給你開五石湯，時常服用便可醫治。"此時的王粲覺得張仲景的話是在誇大其詞，直言自己生死，心中很是不滿，但是大庭廣眾之下也不好拒絕一位醫者的好意，於是便接受了藥方，但是回去之後便將藥方丟棄了，並未服用。過了幾日後，張仲景再次見到王粲，便問道："可曾服用湯藥？"王粲便隨口回答已經服用。張仲景回應道："我觀你面色並非是已經服用湯藥，為何如此不重視自己的生命呢？"說罷便搖搖頭離去。王粲聽後依舊不信張仲景之言，揚長而去。

20年後王粲跟隨曹操討吳，在征戰途中果然眉毛開始掉落，此時王粲回想起當年張仲景的話後悔不已，應該聽信醫者之言，好生服用湯藥。可惜為時晚矣，待王粲眉毛掉落大約半年後便死在了歸途之中，時年41歲。

"漢有華佗、張仲景……仲景見侍中王仲宣，時年二十餘。謂曰：君有病，四十當眉落，眉落半年而死。今服五石湯可免。仲宣嫌其言忤，受湯勿服。居三日，見仲宣，謂曰：服湯否？曰：已服。仲景曰：色候固非服湯之診，君何輕命也！仲宣猶不言。後二十年果眉落，後一百八十七日而死，終如所言。雖扁鵲、倉公無以加也。"

——《甲乙經序》

中醫與圍棋都有對立統一的辨證思想。中醫講陰陽平衡，相互依存。圍棋分黑白兩色，此消彼長。陳祖德說過圍字有對立統一的含義，圍地是防禦，圍子是進攻。下棋講究取勢，從宏觀角度出發，先布局，最後到微觀收官，其思維模式與中醫理念不謀而合。中醫看病不是將疾病趕盡殺絕，而是講究與病"共存"。中醫與圍棋都有"氣"的概念，儘管解釋不同，但都是關乎生死，也就是說，得氣者生，無氣者死。

中醫與圍棋的構思也有共同之處。中醫診斷疾病講究天人合一，

取类比相。天有日月，人有二目，天有星辰，人有毛孔。围棋有 361
个交叉点，象征阴历的一年 361 天。中医讲究四诊八纲，六经辨证；
围棋讲究"定势"。中医根据主症和次症找寻气血阴阳的变化规律，
辨证施治。中医诊病要望、闻、问、切，把所有采集到的信息综合整理，
运用阴阳气血、四诊八纲、脏腑功能等理论加以分析，得出结论后
施以理法方药；围棋则是布局以后在大场和急所之间寻求"腾挪"。

第二节｜叶天士棋子治病

玄玄棋经　高祖解荥阳

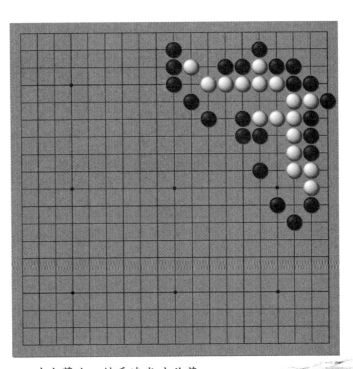

冲击薄味，妙手连发破敌营。

围魏救赵，不拘一格收奇效。

配图说明

　　此图解题思路异于常人，尤其是一路跳夹的紧气好手很难想到，和故事里医生的疗法不谋而合。

清代名医叶天士，7岁善弈，12岁时棋艺大成，名震乡里。后来因专心学医，求教过11位名医，医术高明，造诣极深，医名超过棋名。但一有闲暇，喜在棋盘上与人较量。

有一次，叶天士乘轿路遇一个采桑少妇，他对少妇打量了一番，便令轿夫止步。他低声叫轿夫："快快前去，拦住那采桑少妇。"轿夫不解地问："先生，这是为何？"叶天士答道："救人要紧，有事由我承担便是。"果然那少妇被拦后大怒，骂声不止，其夫也要殴打轿夫。叶天士马上下轿从旁解释道："我观此妇痘疹已在皮膜之间，因火盛郁闭而不能出，故我设法激她发怒，休怪，休怪，今夜痘疹将发，否则就危险了。"这时，围观的人越来越多，其中有位长者请叶天士进村小憩。

原来，这位长者就是当代棋圣范西屏。他名世勋，浙江海宁人，思路敏捷，奕法灵活多变，着有《桃花泉棋谱》等名著。他早就听说过叶天士医术高明，有妙手回春之本领，而且对弈道也很精通。刚才那个采桑少妇以及她的丈夫都是范家的农仆。当时范西屏的小儿媳怀孕已九个多月，范西屏挽留叶天士住宿，并请他为儿媳看病。一会儿，只见一位大肚子妇人羞怯地来到叶天士面前。叶天士望、闻、问、切后，对范西屏说："此胎必定难产。"范西屏请问医法，叶天士思而未答。

第二天清晨，早有消息传来，桑妇痘疹果出，范西屏亲耳所闻、亲眼所见，更觉叶天士名不虚传。于是范西屏更加热情地款待叶天士，并邀他在客厅对弈。二人谦让一番，由叶天士执子先行，只见盘上你来我往，精彩纷呈。正下到关键时刻，产妇腹痛难忍，出来求救于叶天士。叶天士却只顾下棋，不予理睬，范西屏看在眼里，心中自然不快，仅不便发作，只好强按火气，与儿媳一道相求。谁知叶天士竟怒气冲冲地站起身来，伸手往桌面一扫，满盘的棋子便落到了地上。不仅如此，叶天士还冲着产妇喝斥道："给我一个个拾起来再说，否则即刻告辞！"产妇望着叶天士严肃的表情，一时惊呆了。她再望向公公，公公也愣在那里，不知如何是好。产妇无奈只好一步一弯，反复起身地把棋子拾起来，直累得满头大汗，筋疲力尽。期间范西屏几次欲帮忙，均被叶天士劝下。谁知那么巧，刚拾完最后一颗棋子，产妇开始发作，羊水破了。叶天士忙命人将产妇扶持床上，一会儿，临盆分娩，胎儿顺利地生了下来。范西屏觉得惊奇，就问叶天士："这是何故？"叶天士答道："孕妇胎位不正，幸不惜劳累拾起满地棋子，借一上下运动之力矫正了胎儿位置，故而变为顺产。"范西屏听后，十分感激地说："多亏先生施以巧法，医治难产。方才险些误会了先生呀！"言罢二人抚掌大笑。

中医古来有"用药如用兵"之说，而围棋作为"战斗沙盘"是人们的共识，棋理通兵法，诊疗之术亦通兵法。中医古训"急则治其标，缓则治其本"，而棋理讲究"急所重于大场"。二者都围绕轻、重、缓、急做文章，棋者，对手就是"病"；医者，疾病就是对手。治疗疾病要"以正合其势，以权制其尤"，不能总是依赖奇招、怪招、奇药、妙药，"正"是顺应疾病的发展规律，不能总期望一招一式便将病治好。当认清疾病发展态势之后，便可"以权治尤"，如医学上的"提壶揭盖之法"。从攻与守的角度来说，中医更是与棋理有相通之处，如"补益中州"之法，就是以守为攻，"通因通用"就是以攻为守。诊疗疾病是生命攸关的大事，所以为医者亦应如《棋经十三篇》所说："宜用意深而存虑精以求其胜负之由，则至其所未至矣。""击左则视右，攻后则瞻前。"

第三节 | 棋杀

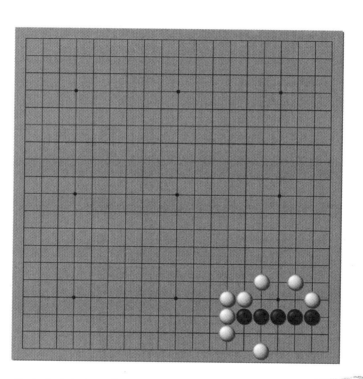

玄玄棋经　孙膑陷庞涓

孙膑君子复仇，庞涓死于此树下。

虚竹一身正气，小林暴毙棋局中。

配图说明

　　孙膑击杀庞涓、方虚竹激死小林雄二之法，都是利用对方性格特点和客观条件产生连锁反应，是非常高明的手法。

禹镇不大，有一方姓人家。方家世代行医，闻名方圆百里。当家主事方虚竹身有两绝：一是中医奇技，二是围棋绝艺。方虚竹十岁坐堂，望、闻、问、切，俨然大家气度，"中医神童"的美誉就此传开。其父方行之嗜棋，方虚竹自小耳濡目染，胸中渐有丘壑。十一岁那年，其父与一位棋界高手弈战，陷入危境，方虚竹在旁按捺不住，抬手应招，黑白势转，刹那间胜负易主。棋界高手连连称方虚竹为棋界奇才，将来必有大作为。方行之七十岁无疾而终，死前交给方虚竹两件东西，一本《中华药典》，一本《围棋廿四局谱》。自此，方虚竹常左手持药典，右手持棋谱，竟把药理与棋道融会贯通，技艺不知不觉中更上一层楼。

1939 年，日本人侵略至禹镇，仅一日一夜，街上尸横遍地，血流成河。鬼子队长小林雄二粗通中国文化，尤其偏爱围棋。闻知方虚竹大名，遂带人闯入方家大院，面对日本人明晃晃的军刀，方虚竹坦然待之。他明白小林雄二来意后微微一笑说："观汝气色，正患重疾，不治二日内将亡。"小林雄二大惊，原来昨夜他奸污一劫来的女子，遭到强烈抵抗，被一脚踹于裆中，至今下腹仍隐约胀痛。小林雄二眉眼一转说："那就请神医为我诊治。"方虚竹转身在药房抬抬点点，稍顷拿出一包中药。小林雄二斜眼问方虚竹："我杀禹镇百姓无数，你不会借机毒杀我吧？"方虚竹凛然道："在方某眼中，此刻你只是一位病人，岂有医生害病人之理？"小林雄二哈哈狂笑说："果真不是凡人，念你为本队长治病之功，《中华药典》我不要了，但那本《围棋廿四局谱》，你必须交出。"方虚竹说："《围棋廿四局谱》乃家父临终所赐，不敢轻易送人。我这里摆一简单棋局，你若能破，明日则拱手相送。"小林雄二对于围棋自视甚高，就点头应允。方虚竹遂摆一棋局，让小林雄二回去思谋对局，约他第二天再见。小林雄二率人告退，方虚竹也不送，只望着他们的背影轻轻一笑。方夫人近前说："如果那小林雄二破了你的棋局，当真要送他那本家传棋书吗？"方虚竹正色道："日寇杀我同胞，淫我姐妹，身为医生吾不能用药杀他，凭此棋局亦可报我国仇家恨。"方夫人不解。方虚竹又道："小林雄二之伤，乃猛力撞击下阴，气血淤积所致，服此药后宜静心固气，二日可痊愈，但其服药之后，将观吾棋局，那局棋看似简单，实则不易，吾看其本性，若苦思冥想不得破解之法，必暴怒，怒则伤神，神伤则气散，气散则必死。"

次日，小林雄二没有如约重返方家，却有一队鬼子兵持枪来抓方虚竹，只见方家大门紧锁，门上贴一条幅，笔迹遒劲有力，上书：棋杀小林雄二，落款方虚竹。

——《智慧》2013 年

中医与围棋，乍看起来似乎风马牛不相及。但是，中医与围棋均源于我国，是中华民族古老的文化遗产、智慧结晶，中医讲究医德，围棋讲究棋品。读棋书，忌食古不化，应探求内在实质，得其三昧；看医书，忌依样画葫芦，不加深究，要取其精华；下围棋应有全局观点，要在无子处着眼，精细算度；中医治病强调整体观念，要先安未受邪之地，药治针灸，以阻止邪气深入。"治未病"是中医的特色之一，《金匮要略》说："见肝之病，知肝传脾，当先实脾。"下围棋要"持先勿失"，即争取先手，不要落后手，诚如《围棋十诀》所说，要"弃子争先"。中医治病，在有些情况下，应用隔一隔二的治法，即按五行生克，或治其子，或治其母，不直接撄邪之锋，似与围棋中的"声东击西""围魏救赵"等战术有异曲同工之妙。面向棋抨，毫不旁骛，定要悟出真谛；临床治病，细察详诊，力求证治合一；棋子放对了地方自有用武之地，药物巧妙地配伍才能发挥作用。再者，中医与围棋都讲求"行乎当行，止乎当止"，需要大杀大砍时，绝不畏首畏尾；必须迂回曲折时，就应审时度势，中医与围棋都具古风而不泥古，更何况在锤炼人的意志、培养思维能力以及洞彻法理才能纵横自如等方面，无不息息相通。故而从古至今，大多数医家在精通医术之余，爱好围棋、尝谓围棋的无穷趣味及深奥学问。

第四节 | 坐化之局

玄玄棋经 老僧入定

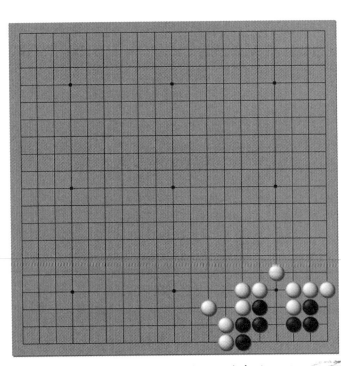

医术造福一方水土，棋艺堪与国手争雄。

乐在棋中泣然长逝，人品棋品后世传颂。

配图说明

喻嘉言能够以80多岁高龄在对弈时安稳离世，可谓是一生行医所积攒的福报。

喻嘉言自小聪明，"幼能文不羁，与陈际泰游"，虽才高志远，但在仕途上却并不得意。崇祯年间，他以副榜贡生到京城就读时，仍然踌躇满志，希望因此而有所作为，曾以诸生名义上书朝廷，陈述辅国政见，要求"修整法治"。但因人微言轻，他的意见没有引起重视。喻嘉言在京城三年，郁郁不得志，乘兴而去，扫兴而归。后值清兵入关，转而隐于禅，又出禅攻医。50岁时，他削发为僧，遁入空门，潜心研究佛学和医学，苦读《黄帝内经》《伤寒论》和其他医学著作。几年后，他终于选择了"不为良相，便为良医"的道路，蓄发下山，以行医为业，往来于南昌、靖安等地。

喻嘉言的围棋棋艺和他的医术一样高水平。史籍中用"善弈"二字概括了他的棋艺水平。平时和他对弈的人，不是名满天下的国手，就是称霸一方的地方高手。约在康熙三年（1664）春暖花开时节，喻嘉言的好友钱谦益及夫人柳如是，在其住所红豆馆安排了一场友谊赛，请来当时如日中天的著名国手李元兆和喻嘉言对弈。常熟当地的围棋高手闻讯，纷纷前来观棋。对局开始后，两人各施妙招，难分高下，连续激战了三天三夜。局终收子时，端坐于棋盘一侧的喻嘉言竟双目微闭、纹丝不动，大家近前一看，他已经以打坐的姿态溘然长逝。喻嘉言在对弈结束而尚未离席时去世，像古代九华山百岁高僧坐禅时圆寂一样，是在棋盘前面"坐化"的（据说只有功德圆满的高僧活佛才能坐化）。所以，此局也称"坐化之局"。

喻嘉言是在常熟与人下围棋的时候突然去世的，常熟人为了纪念他，将其遗体作为神像予以奉祀。后来他的亲属将遗体运回南昌，安葬于南昌进贤门外东坛卷北面的路边，后世不少人特地前来凭吊。新建文人罗安在画像上题诗："医国藏高手，床头寓意篇。成名宁在艺，蒌地或疑仙。真像留荒寺，遗骸表古阡。行人识征士，瞻拜敬加虔。"百福寺的僧人为了表达对喻嘉言的崇敬之情，在寺旁建喻先生祀奉祠，并将其枢安葬在东汉高士徐孺子墓侧。

喻嘉言生逢朝代更迭，怀一颗大慈悲之心，拯救患者于病痛中，他对患者赤胆热忱，无怨无悔。他一生潇洒磊落，豪气冲天，中年

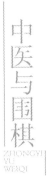

以后更是从佛门悟到了医道的真谛，开创了中医课堂教育的先河，其功伟哉！

"年八十余与国手李元兆对弈三昼夜，敛子而卒。"

——《常熟县志》

第五节 孔小剂

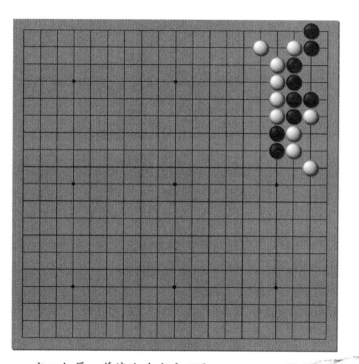

仙机武库 各得其所

宅心仁厚，普济众生分文不取。

各得其所，达官庶民皆有照顾。

配图说明

孔沛然既有济世救众之仁心，又能合理安排日常诊断和免费义诊的比例，使自己的生活与行善两不相欠，智慧非凡、人品非凡。

孔沛然，番禺人，清朝附贡生，自幼承父志，广读医书。1887年，精通医籍的清廷考官汪柳门作为广东主考来粤取士，他特设"医学经古"一科。孔沛然应考，汪柳门读他的文章后，惊为奇才，放于案首。孔沛然的医名遂起，并在广州豪贤街及榨粉街设医馆行医。1913年夏季，陆军速成第三期毕业后，学校停办，孔沛然回馆开诊。为避免求诊者过多、诊断病症不周到，于是限制诊额，每天（自上午7时至12时）60个人，超过数额免诊。计5小时为300分钟，诊60人，每人恰占5分钟，诊察连开方，勉强周转。其中，免费诊治患者10个人（为贫苦者设）。1891年春，广州瘟疫流行，孔沛然以清代著名医家吴鞠通的"普济消毒饮"方，加减各味药量，免费提供，治愈了数千人的瘟症，名声大噪。孔沛然还曾到博济医学堂学习西医。用中西医术为人诊治，孔沛然在南粤应为第一人。孔沛然用药仅二三钱，甚至数分，人称"孔小剂"。

孔沛然有时候会向农民学习医术。当时疗治疟疾难得验方，古方多数没什么效果，孔沛然除了依据西医方法用见连（Quinsne 或译奎宁）外，还用路兜勒汤（黄芩二钱，路兜勒三钱，槟榔五分），二三服可愈。这是他得益于药农的教导，配合症状使用而制成的药方。

孔沛然治病尤其注重诊断，不仅是望、闻、问、切四诊兼施，甚至并用西医的听诊、叩诊、触诊方法，不会用只一种方法就完事。病人到诊如果是很累或者是走了远路的，他必定会让病人休息10分钟然后施诊，以免脉象受干扰。由于他诊察病情严格，所以能诊断准确，治起来很少有失误。

孔沛然一生除浸渍于医学外，还钻研、深通佛学，尤其精钻《楞严经》。他曾说："《法华经》虽属无上乘，然感人往往在无文学处。究不如《楞严经》说理，能近取譬，深入浅出，坦白易懂云。"他还精于下棋，喜爱古棋（围棋）；友人来访，动不动就展开棋局，有时还强迫友人对弈。

——《南都广州》2007 年

第六节 | 围棋虽习不终局

玄玄棋经 钓竿图

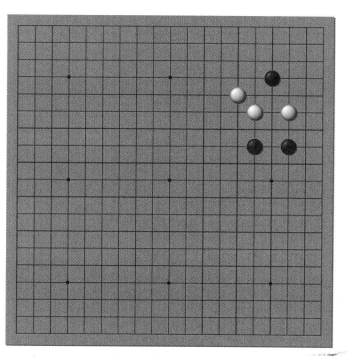

第三章 中医与围棋文化的轶闻集锦

姜太公钓鱼，愿者上钩。

江石溪弈棋，不求终局。

配图说明

　　《世说新语》中有一则王子猷雪夜访戴的记述，讲的是王子猷兴起时，可以连夜乘船去拜访戴逵，而到了戴逵门口王子猷忽然兴尽，也可以不作通报便潇洒返回。江石溪喜爱下棋却能随时抽身而出，已颇具王子猷性致神韵。

冶村后社诗人、江都名医江石溪，生于清同治九年（1870），原名江绍岳，后更名江汉，别号笔花吟馆，从医以后更名为石溪。

江家是济阳江氏的后代，世居徽州婺源、安徽旌德县白地乡江家村等地。江石溪的父亲到扬州后定居在江都县仙女庙。1915年，江石溪举家由仙女庙迁扬州东关街田家巷，1924年迁住便益门大街57号，1929年后搬迁至东圈门街16号。

江石溪自幼聪颖好学，早年随姐夫朱右村到皖南旌德应秀才试，后从江都丁沟镇名医周云溪习医六年，业成后在头桥镇、仙女庙悬壶行医。

江石溪是一位实业家，一生致力于实业救国、教育救国。1903年，张謇的大达内河轮船公司在开辟南通至扬州航路时受到扬州当局的阻挠，江石溪居中周旋相助，终于顺利通航。从此，张謇在扬州的有关事务，由韩国钧引荐给江石溪帮助解决。1915年，张謇正式聘请江石溪担任南通大达内河轮船公司协理（副经理）之职，负责处理扬州方面的事务。江石溪也非常重视农业生产发展，曾与张謇、韩国钧等人致力于东台、大丰开垦牧计划，并关注苏北水利事业，对繁荣地方经济也起到了积极的作用。江石溪还是一位发明家，据库恩《江泽民传》载："早年，船在长江上航行时，螺旋桨经常被水里疯长的水草缠住。他便发明了一台能够割断这些水草的机器，并把机器以低于实际价值的价格卖给了一个著名商人。"

1933年9月，江石溪病逝扬州，终年63岁，归葬于江都县仙女庙大王庄南。韩国钧挽江石溪联：向秀赋方成，惊听笛声到邗上；江郎才未尽，尚留诗卷在人间。

江石溪擅长诗文、音乐，尤精箫笛、昆曲、山水画，除了这些，他还爱好围棋。江树峰的《忆父吟》中说他"围棋虽习不终局，内经翻阅不能深"。有人认为"围棋虽习不终局"是说江石溪棋艺不高，可是对照下一句"内经翻阅不能深"来看，江石溪医术精湛，深受病家赞许。他对于当时医家的必读书《黄帝内经》一定是精研并颇有心得的。这样看来，"围棋虽习不终局"就有谦辞成分，这说明江石溪忙于事务和其他爱好，围棋常常是挤出时间才能下上一局，而且往往不能"终局"。况且，江石溪周围有汪二丘、李涵秋、陈臣朔等一批精于手谈的冶村后社诗友，他的棋艺一定差不到那里去，否则，江树峰先生怎么会把一个他父亲不擅长的爱好写进悼念诗中。

第七节 | 医学大师胡希恕

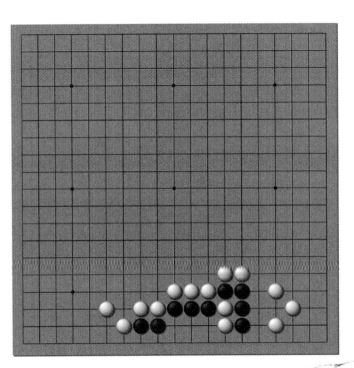

玄玄棋经　二将突围

一日三乐，吃茶吸烟下围棋。

平生二友，复盘研究摆变化。

配图说明

　　胡希恕又名胡禧绪，生于辽宁省沈阳市，是我国近代著名中医经方临床家、教育家，被日本中医界赞誉为"中国有独特理论体系的、著名的《伤寒论》研究者、经方家"。

胡希恕先生一生三大爱好：饮茶、吸烟、下围棋。先生每日不离茶，一个大茶壶，够先生喝上一整天。作为中医界的伤寒巨擘，先生善用大柴胡汤已是远近闻名，他将该方剂运用得出神入化，加上先生的姓氏和他终生的爱好，友人给他一个雅号，趣称为"大柴（茶）壶"。

　　先生嗜好围棋，爱下棋，更爱观棋。其实他的围棋造诣远不如他的医学造诣。他下棋，完全不是为了输赢，仅仅是一种自娱自乐。他下棋，对棋的每一步都记得清清楚楚，他观棋，回去后必能复盘丝毫无误。他常与老友陈慎吾先生一起复盘，这个共同的业余爱好成了这对挚交知己最重要的见证。先生看病如下棋，对于病人外貌形象，不论过多久，总是记忆犹新，或许他一时想不起他所看这个病人的名字，但一提到某天某病，先生立即想起当时的景象。唯有一次例外：一日应先生陈毅之约到他家看病，之后又下围棋，回家后，他只得下棋的事，不记得看病的事了。先生诊病，如快刀斩乱麻，竟常有望而知之的胜境。一日，弟子介绍一友人诊病，患者久病不愈，一进门说明看病的来意，尚未描述病情症状，先生便已写好处方，言明拿回去服一剂便好，患者大为诧异，但素服先生疗效，虽半信半疑亦不敢多问，其后效果如先生之言，此事令人百思不得其解。

——《华声论坛》

第八节 | 吴清源的养生之道

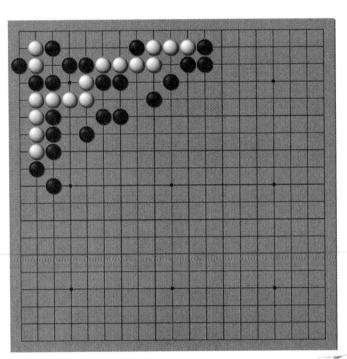

官子谱　三生势

兼顾左右中央，白棋三块皆活。
取法阴阳调和，大师返璞归真。

配图说明

　　白棋一个淡淡的好手之后，虽然没有杀死黑棋，但却巧妙地将自己三块棋同时做活。正如吴清源大师的人生，用和缓冷静的态度面对困局，最终达到通达大体的至高境界。

吴清源，1914 年 6 月 12 日出生于中国福建省福州市，后举家迁入北京，很早即在围棋上表现出过人的天分，被誉为"围棋神童"，14 岁时在国内已无敌手，于是东渡日本开始职业棋手生涯。吴清源曾经击败了当时所有超一流高手，被称为"棋圣"。晚年更以毕生之体悟，融汇古老的中华文化，提出 21 世纪的围棋理论——六合之棋。

　　吴清源先生从小身体素质较差，曾得过肺结核。在那个时代，肺结核的致死率非常高，但吴清源幸免于难。他曾经回忆说，这可能得益于他的一个养生小举措，就是经常开窗通风。他曾说自己坚持每天开窗通风，适应了寒冷的空气，免疫力也就变强了。据吴清源先生生前透露，他最早接触"养生"一词，是 1928 年 10 月初渡日本的时候。他的义父杨祉庵先生送他的《四诫诗》中有诫尔学养生、诫尔学守身、诫尔学立志、诫尔学读书"四诫"。其诗文为："诫尔学养生，养生先养气……守静闭龟息，法动张禽戏。役形不役心，妙契合天地。岂惟康乃躬，久久益智慧。"这首养生诗，吴清源自始至终铭记在心，到了老年依然背诵清晰，一字不差，而且终身践行。

　　吴清源生前曾说："人生一世就是修行一世，无论是输是赢。"也正是由于他具备了极高的个人修为，才能在围棋艺术领域内先人一步地发现了"调和论"，倡导顾全大局平衡的哲学思想。这一倾注他毕生心血的"调和论"，成为他提出的"21 世纪围棋理论"的奠基石。吴清源的自传起名为《中的精神》。他解释说，围棋的理想是"中和"，又可理解为"调和"。"中"这个字，中间的一竖将口字分成左右两部分，这左右两部分分别代表着阴和阳，有了取得阴阳平衡的那一竖，才构成"中"字。要想到达"中"的境界，绝不是容易的事情，内心需要长期的修养。

　　围棋大师吴清源于 2014 年 11 月 30 日凌晨去世，享年 100 岁。

——《中医中药秘方网》2014 年

第九节 | 三代济世中医，一代围棋圣手

玄玄棋经 双雕势

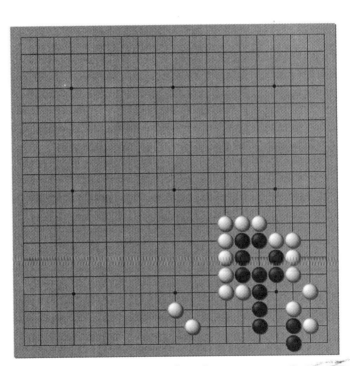

历史见证，两代先祖回春之术。

家学渊源，医道弈道皆有所成。

配图说明

在后代的回忆里，家族的祖先可以视为一个整体。从张祖中开始，到张兰九、张仲禹、张成铨，几代人在中医和围棋上都有不小成就，可以说是颇有家学渊源，传承有序了。

对于自己的家族故事，56 岁的张家赦心里有无数的疑问。她曾经听父亲张成铨说过，他们是中医世家。但是对于家族的其他细节，从动荡年代走过的父亲再未多提。既然是中医世家，那么家族中研究医学的源头在哪里？为何父亲没有继承祖上的医学，转而攻研围棋并成为名家？家族从刷律巷搬到所里街，再迁至后营坊，其间又经历了怎样的变故？

　　父亲张成铨生前，张家赦很少听他说起家里的旧事。对于家族往事，父亲张成铨说得最多的只有四个字"中医世家"。直到 1990 年，张家赦才从父亲的遗作中得知，她的高祖父张祖中是江苏武进县的名中医，曾祖父张兰九、祖父张仲禹的医术，则在清末民初至 20 世纪 30 年代驰名济南。

　　张成铨在遗作中写道：清朝光绪年间，张兰九是不挂牌的有名中医。虽然不以医为业，但依然有不少病人辗转托人，请其医治。其所著的《证治庸言》和《伤寒论》两部医学著作，曾在当时的《商报》和《庸报》上连载。后来，曾有其他名医希望重金购买这两本医书的版权，遭到张兰九的拒绝。张兰九治病救人的例子，在其他的史料中也有佐证。晚清教育家、桐城派后期主要代表作家吴汝纶曾在一封家信中提道："九月中舍弟抱病，由山东延请张兰九者，名医也。来诊，舍弟逐令并诊。"

　　张仲禹幼承家教，研习医学。据记载，张仲禹有一次出诊，见到一位七八岁的女孩子趴在墙根下，一些苍蝇围着乱飞。询问后得知，那是开茶馆的贾大嫂的孩子，病得厉害，没钱请医生看病。张仲禹上前给孩子摸脉诊治，不是死症，便叫来贾大嫂，让她拿着开的方子去药庙后的宏仁堂抓药，救活了这个孩子。

　　还有一次，张仲禹去理发，发现理发师傅的一个学徒躺在墙根下的一张破席上，长了一身疮，浑身淌着黄水。经过诊断，张仲禹自信能将其治好，就去与房东交涉，将孩子抬回屋里。孩子被医好后，在师父的带领下专门到张仲禹处登门拜谢。到了张成铨这一代，他没有继承医业，而是转攻围棋。

　　据张成铨的遗作《济南围棋百年史话》一文及其他资料记载，张成铨于 1938 年开始下棋，1953 年与当时独霸济南棋坛的李俊民难分伯仲。1957 年，济南市体委举办围棋比赛，张成铨取得济南市围棋赛事的第一个冠军。从 1957 年到 1960 年期间，张成铨连续 5 次获得济南市围棋第一名，1 次山东省第一名，4 次代表山东队参加全国性比赛，并作为山东唯一围棋选手参加了第一届全运会。

据张家赦介绍，在第一届全运会上，陈毅鼓励张成铨回去后把山东的围棋事业搞上去。为了这句话，张成铨辞掉了原来的工作，专心钻研围棋，先后在皇亭体育馆、大明湖海棠轩和汇泉寺创立棋社，开班授课。

在张家赦的记忆里，父亲一心钻研围棋，家里的大小事务便由母亲照料。当时十来岁的张家赦，在周末常随母亲到棋社，帮忙清洗茶具。直到父亲去世后，她看到父亲的遗作，才知道家里中医渊源深厚。从此，张家赦开始了对家族源头的追溯，试图理清家族的历史脉络。

张家赦的外甥女曾偶然在网上找到一份晚清经学家、文学家王闿运的《湘绮楼日记》，文中写道："将食，张仲雨来，溯根妻兄也。"张仲雨便是张仲禹，溯根则是丁宝桢的孙子丁道源。张家赦从中推测，古代结亲讲究门当户对，当时张兰九能与丁宝桢家结亲，必然有一定的社会地位。同样是丁宝桢亲家的王闿运在《湘绮楼日记》中提道，张兰九为知县，但是哪里的知县，并没有详言。张家赦还在《辞海》的相关词条里发现，江苏武进曾有一名医张琦，其兄张惠言是清代时期的翰林编修。老家、姓氏皆一致，就连心脏有疾的特征也有相似，而且张琦后来迁至山东做知县。张家赦隐约感觉，这或许就是父亲口中"中医世家"的源头。

——《济南时报》2014 年

第十节 | 九旬国医大师独钟围棋九十载

玄玄棋经　九老优游

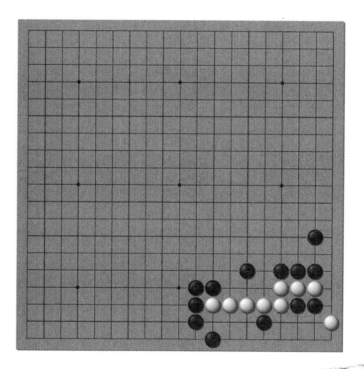

第三章　中医与围棋文化的轶闻集锦

蜀中方圆耆宿，江湖豪杰人人拱手。

九州岐黄名师，麾下弟子个个不凡。

配图说明

　　李克光先生年过九旬，却依然每天神游物外自摆一谱，几十年如一日地沉浸在围棋世界里。这份对围棋的热爱和怡然自得的心情，再加上桃李满天下的中医教育成就和成都棋界人人敬仰的高超棋力，李先生的退休生活真称得上是"九老优游"啊！

李克光，1922年生，四川成都人。1939年高中毕业后，随父李斯炽学医，颇得真传。1948年毕业于四川大学农学院，于1949年悬壶为医，1956年被聘为四川医学院（现四川大学华西医学院）教师。1963年调成都中医学院任教，先后任教研室主任、学院副院长等职，1987年晋升教授。1985年调任四川省中医药研究院院长，1987年任该院名誉院长。2005年，中华全国中医会在全国遴选50余位知名中医学者，授予"国医大师"称号，他是四川仅有的两名"国医大师"之一。

医业之外，李克光擅诗赋，工弈技。五岁识棋，终生不弃。20世纪五六十年代，其围棋水平在成都地区业余棋界无出其右者。李克光自2015年大病一场后，开始深居简出，因为需要遵守医嘱，老人家被迫平时要少说话，"说多了怕精神不好"。不过你只要提到围棋，坐在家里沙发上的李老就会两眼放光"桌子上都还有棋谱、棋盘，我每天要打谱的。自从我5岁学会围棋之后，到现在都放不下它。"

据李克光回忆，少时学棋，乃因父亲李斯炽（成都中医学院首任院长）和叔父等人都会下，家里来客对弈时，自己会长时间围观，加上父亲启蒙，自然而然就会了，待7岁时，李克光已经表现出棋艺天赋，卜围棋"打遍全家无敌手"。10岁时，因父亲在少城公园一带传授医学，少年李克光常到当时的成都围棋会玩耍，围棋会以当时的蓉城高手张仲德、马志安为中心，高手如云，李克光的棋艺因此一路飞升。老一代"西南王"黄乘忱4段1948年抵蓉，擅长让子棋的黄老曾表示："能过我的两子关，就是成都最好的业余棋手。"当时众高手纷纷败下阵来，能够受两子击败黄乘忱的，仅有李克光和陈安齐两人，陈安齐后来进入国家围棋队，终成职业6段。"20世纪五六十年代，我就和成都的职业棋手黄乘忱、杜君果和孔凡章他们一起训练、比赛，四川省的比赛，我多次获得亚军，可见我当时和职业高手的差距并不大吧？只是后来，我要去搞中医，不得不放弃了专业围棋这条路。有点遗憾，但围棋作为我毕生最大的一个爱好，我终生受益，也永远不会放弃。"李克光说。

棋医合一，融会贯通。如果你和李克文先生一样精通围棋，那么即使到了94岁高龄，有一个性格特点也不会改变，那就是好胜争先。敲开国医大师家门去采访之际，首先映入眼帘的是一堵装饰墙，陈列着数十个样式各异的奖杯，那是李克光征战棋坛多年的收获，其中最多的是"劲松杯"等老年围棋赛的金杯。李克光表情有点无奈说："去年我生病了，不能代表四川去下劲松杯，结果他们就把团体冠军搞脱了。"昔年的成都棋院，每逢周末，李克光的名牌就和孔凡章、陈安齐等人挂在一起，现场表演对弈，那时棋界，一名业余棋手不要说能战胜李克光，就是能上台与之一战，也是大幸。历数往事，李老记忆犹新的是他在劲松杯比赛中常与挚友——浙江大学教授竺源芷等人战得难解难分。"可惜啊，我的小学同学杜君果走了，姚伟鼎、马嘉珩他们前些年也走了，下围棋有时也寂寞，那就是对手越来越少了。"

言及围棋与中医有何异同，李克光郑重表示："其实最重要的应该是记忆力，围棋和中医一样，都需要很强的记忆力才能学好，中医要记汤头和各种处方，围棋要记定式和基本死活，任何事情都一样，你先要能记住，再往后才能融会贯通。我想，我之所以在中医和围棋方面有点成就，大概和我四岁起，祖父教我背诵四书五经有关，我都能记住，而且一记就忘不了。"

老一代的棋界中人都知道一个著名的段子——李克光给人把脉之前，总要习惯性地问一句："现在还吃得不？"回答如果是肯定的，他就会微微颔首。李克光为人谦和，对挚友尤其迁就，据他周围的老友透露："他会打麻将，但从不喜爱，只要有围棋他肯定弃麻将而去。"但有时老干部活动中心三缺一了，别人一喊，李老虽然很不情愿，也会笑眯眯地坐上桌去。不过当坐在棋盘对面时，在对手眼中，他不再友好甚至还有点"凶悍"。20 世纪 90 年代初，在成都的中日围棋会馆有一次交流比赛，李克光对上一位名叫渡边的日本业余 7 段。当时大家都认为他不太可能赢得下来，何况，比赛之前李老的妻子不幸过世。接受采访时，李克光说："那时确实心情非常差，但坐到棋盘边上时，我突然有了一个念头，那就是为了我刚过世的老伴，这盘棋无论如何都不能输！局面一直很胶着，到了后半盘，我越战越勇，而对手突然软了下来，最后我赢了，赢得堂堂正正。"说着说着，李克光停下来抿了口茶，习惯性笑眯眯地望着前面的一片虚空，恍若入定，进入了属于他一个人的回忆。

李克光擅围棋，好交友，尤其是棋界的朋友。曾经的中国围棋女子第一人孔祥明八段，少时常找李克光学棋，李克光很乐意，原因之一是孔祥明父亲孔凡章其实是李克光的至交。言及当年纹枰争锋，94岁的李克光不失幽默，他说："虽然孔凡章是职业棋手，也是资深的棋校围棋教练，但到了20世纪60年代，他应该已经下不过我了，只能喊他女儿来'砍'我，哈哈！"在他的诸多围棋徒弟中，他记得最清楚的是曾德昌。"当年在华西医科大，我负责中医教研室的时候，有个新生喜欢下围棋，叫曾德昌，最早我要让他5子，结果他进步神速，一年涨一个子，毕业那年，他已经可以和我分先（平下）。"

李克光在围棋方面比较自得的一点，那就是"外战"成绩骄人。日本当年著名的围棋观战记者、作家江崎诚挚与之曾多次交手，战绩如何？李克光淡淡地说："棋是我好点，他没开过张。"20世纪70年代中期，一位国家围棋队的教练来到成都，经友人撮合，李克光与之激战一个通宵，结果2：1胜出，在圈内传为佳话。"开发杯"围棋赛举办了12届，李克光每年都参加，总计获得7次冠军，名次从未跌出前三。暮年，独钟围棋的李老有机会就要邀请职业高手对局，"西南王"宋雪林9段如今回忆时，称："我跟李老也下过一盘让子棋，他那时毕竟年事已高，不过在棋盘上仍然非常稳健，我记得结果虽然是我赢了，但赢得不轻松，而且有趣的是，复盘的时候，我们发现我整盘棋没能吃掉他哪怕一颗子。虽然吃不吃子并不左右棋局的胜负，但李老在棋盘上的防守能力，可见一斑。"

昔年中国棋坛的名手刘棣怀有"一子不舍刘大将"之称，现在看来，同样一子不舍的"李大将"名头虽然没有响彻全国棋界，那仅仅是因为他毕竟是国医大师，走了另一条路而已。

——《华西都市报》2016年

第十一节 | 医棋双绝棋坛伯乐

仙机武库　寸心千里

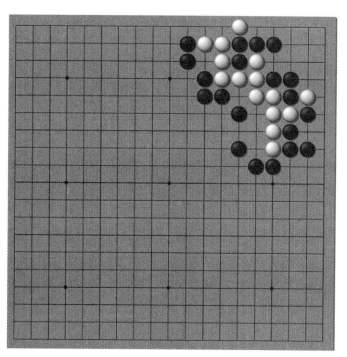

运筹制胜处方内，遣将建功本草中。

伯乐荐徒千里外，寸心不改为春风。

配图说明

不论对中医还是围棋，章柏年先生都热心且执着。尤其体现在对马晓春的培养上，几次力荐，为中国围棋界发掘出一位不世出之才，伯乐之名当之无愧。配文头两句是叶文祥老师所书章先生在中医上的造诣，后两句是叙述章先生和马晓春的一段师徒佳话。春风既指马晓春，又指借马晓春之旋风成立的嵊州围棋协会，一语双关，方显章先生对浙江围棋居功至伟。

如果把中华文化理念比作一根藤，那么围棋与中医就是这条藤上的两个瓜。顺着藤去梳理二者的脉络，你会发现下棋就像在诊疗疾病，而中医诊疗的逻辑就像下棋。

嵊州名中医章柏年就是一统中医理论和围棋理论的典范。书法家叶文祥曾书联"剡县有儒医，蕉窗夜敲棋。医津通棋脉，对弈品歧黄"。两侧对联为"运筹制胜处方内，遣将建功本草中。"这是对章柏年医棋双精的真实写照。围棋界提起章柏年，可谓无人不知，无人不晓。当年，他与西医尹卜吾交往甚密，在嵊州医界堪称"中西合璧，围棋双绝"。

章柏年下围棋擅长布局取势，而号称"城关虎"的尹医师则善于中盘扭杀和官子的渗透功夫，两人棋风不同，对弈起来各有千秋。历次县围棋赛两人成绩均名列前茅。1963年，章柏年首次代表宁波地区参加第一次省围棋赛，与杭州、温州等地的专业围棋手拼杀，荣获个人第六名。

1974年4月，浙江省围棋大赛在天台县举行，章柏年出任绍兴地区围棋队教练，身边形影不离的是年仅10岁的马晓春，仿佛是爷孙俩。

比赛分成人组、少年组和儿童组，马晓春代表绍兴地区的儿童组参赛。比赛历时半个月，章柏年既当教练又当保姆、保健医生，从比赛到生活，事事操心。白天为马晓春设计棋图，晚上还准备糖果、点心之类的零食；赛完棋就马上回宿舍进行复盘研究，晚上还要为马晓春盖被子。一连十几个晚上，他都和马晓春关在房间里打着"黑白官司"。

赛事一帆风顺，马晓春显得十分轻松和开心，但最后一局与天台棋手金茜倩争夺冠军时，不幸落入圈套，屈居第二。马晓春输了棋一直闷闷不乐，站在一旁的章柏年就安慰马晓春说："输了棋是常事，重要的是如何吸取失败的教训。"他一把抓住马晓春，回到了宿舍，马上就摆出了当时关键的一幕，"看，这是欺招，是诱你上钩的，你果然上了圈套。看，这招太软，这招牵动全局，以后可不能下得太快了，真是一着不慎，满盘皆输呀！"章柏年仔细地分析了关键的几步棋。

在天台举行的浙江省围棋大赛，马晓春赢棋被翻盘的消息传到了浙江省围棋教练姜国震的耳里。他亲自观看了现场的棋局，也为马晓春惋惜，认为马晓春虽输了棋，但论实力不逊于冠军。姜教练仔细地看了比赛记录，觉得这是一局十分精彩的对局，马晓春虽败犹荣，10岁的儿童能下出这样高质量的对局，确实十分难得。赛后，这局棋被大会政宣组冠以了"金马对局"称号，且被评为儿童组的最佳对局。

趁热打铁，章柏年马上在姜国震面前竭力推荐马晓春进浙江省围棋队，又连发十多封信给曾任国家围棋队教练的竺沅芷，请他引荐马晓春。几经努力，1975年年初，马晓春终于被批准进入浙江省围棋集训队。

然而，当浙江省围棋队对马晓春大开绿灯时，由于马晓春年龄太小，又从未出过远门，父母、祖父母都不放心他单独去杭州。同时由于生活不能自理，父母一直顾虑重重，后经章柏年多次耐心劝导，终于松口让马晓春踏上了去杭州的路。初到杭州，马晓春在生活上很不适应，以致一次请假回家后，未能按时返回杭州参加集训。省队教练姜国震眼看马晓春一去不返，心急如焚。在嵊州的章柏年一面做马晓春父母的工作，一面继续写信给竺沅芷、姜国震，认为马晓春虽然年龄小，生活上可由师兄师姐们帮助解决，但这个优越的学棋环境和千载难逢的机遇是绝对不能错过的。后由浙江省围棋集训队助理教练董银奎（后来为杭州棋院院长）亲自赶赴嵊州马晓春家中与其家长充分协商后，才追回这颗中国围棋界的未来之星。

1977年，浙江省三棋比赛在嵊州举行，章柏年出任裁判长，嵊籍青年棋手裘瑜明夺得围棋个人冠军，章柏年又一次向浙江省围棋队做了引荐；1978年，裘瑜明第四次夺得浙江省围棋冠军，成了20世纪70年代浙江棋坛新霸主，章柏年再一次推荐裘瑜明入省围棋队。然而，由于各种原因，推荐书一次又一次地被退回来。

1982年，马晓春获得中国围棋个人冠军。借马晓春的东风，1983年，嵊州围棋协会率先成立，章柏年出任嵊州围棋协会第一任主席。1985年，章柏年虽已到了退休年龄，但还是多次出任在杭州比赛的全国围棋赛裁判长、副裁判长，多次去成都、福州、井冈山等地参加全国老同志"劲松杯"围棋赛，并多次进入前六名，其中有一次获得第三名，并获团体亚军。

章柏年兢兢业业，几十年如一日，本来到了退休的年龄，该安享晚年了，但因他崇高的威望，医院领导曾三次挽留他，有人劝他半天行医半天下棋，但他时刻挂念病人，坚持日常上班。1992年4月，章柏年因突发心肌梗死病倒在上班的途中。出殡那天，沿途群众自动加入送葬队伍，队伍浩浩荡荡从北直街一直送到甘霖镇安葬地。

围棋和中医作为中国的传统文化，一脉相承，底蕴深厚。一个源自"尧造围棋以教丹朱"的历史记载，一个始于"神农尝百草"的美丽传说。二者之间的许多奇闻轶事，将围棋与中医交织在了一起。

——《嵊州新闻网》2012年

第十二节 | 山外有青山

玄玄棋经 枯木逢春

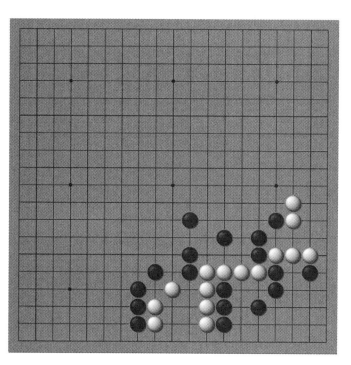

山外有山，人外有人。
柳暗花明，枯木逢春。

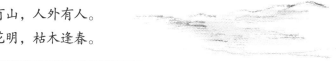

配图说明

张仲景虽为医圣，但仍局限于自身认知产生误判的情况，也难怪张仲景会发出"山外有青山"的感叹。枯木逢春一图，乍看之下白棋断无可能杀掉黑棋，不过只要技艺高超，棋谱33一处便是大块黑棋的致命弱点。黑棋一亡，左侧白棋自然绝处逢生，整个棋局也就扭转乾坤了。

张仲景有一个好友叫宁远，在郡府里当书办。一天闲暇无事，到仲景家下棋闲聊。谈兴正浓，张仲景忽然望着宁远脸上的气色，半晌不说话。宁远闻其故，张仲为他仔细诊了脉息，然后说："你患了消渴之症，现在初发，不易觉察，三个月之后，痛不眠，尿量增频，谓之上消；六个月后，饥渴难忍，小便浓稠，谓之中消；一年之后，背发疽疮而死，谓之下消。现在幸亏发现得早，还可以治疗。"于是就为他开了一个药方。不料宁远从他家中告辞出来，大笑不止，心中想："人人都说医生善于大惊小怪，故弄玄虚，想不到仲景也学会了这一套。我那里有什么消渴之症！我且不吃他的药，等将来无病时，来给他开个大玩笑。"便将药单扯碎，顺风撒掉了。

3个月后，宁远虽然感到有些头痛、失眠、尿量增多，但他仍不在意。6个月后，病势来得厉害了，每日饥渴难挡，并且小便浓稠。宁远这才慌了手脚，急忙去拜望张仲景。张仲景见状，长叹一声说："病已进入中消，毒已入内，气血全消，非人力所能挽回了，还是早日准备后事吧！"宁远回到家中，心中愁闷，心想："反正6个月后难免一死，倒不如去游名山大川，乐得快活半年。况且听说茅山有一道士，医术通神，只是不肯轻易给人看病，我顺便去寻访了，或者可以得救。"于是他就到郡府辞了职务，回家变卖了田产，独自往深山之中去了。

一年之后，宁远回到郡府，然后去拜见张仲景。张仲景见宁远不仅照样活着，而且气色极好，脉息平和，甚至还年轻了许多，不由大吃一惊说："宁远，你一定是遇到了神人了！"宁远把这年如何到茅山，如何在清玄观当童仆，老道如何给自己治病，一五一十地给他讲了。张仲景听完感叹说："真是山外有青山，我差得太远了！"说罢便焚香朝茅山拜了三拜，然后对家人说，"我不能错过这个机会！"他决心到茅山去拜师学医，就这样毅然离开了家乡。

——《张仲景的传说》

第十三节 | 刮骨疗毒

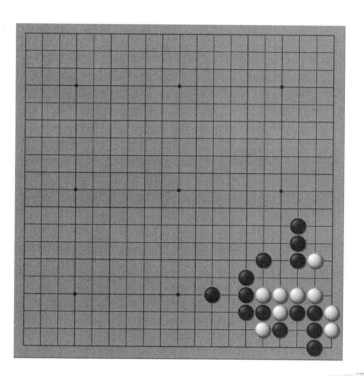

玄玄棋经 神龙脱骨

神乎其技，华佗妙手除剧毒。

面不改色，关羽弈棋忘创痛。

配图说明

　　关羽一代武圣，战场上的表现如同神龙下凡。神龙脱骨一图是白棋用最直接的方法攻击黑棋，如果黑棋不下决心打劫而是试图净活，就会付出惨重代价。此图内涵很符合刮骨疗毒体现的内涵，华佗说得直接，关羽答应得干脆，付出可以接受的代价，再用大无畏的精神治愈创伤。

汉末三国，魏蜀吴恶战连连。有一次，关羽率军攻打曹营时，右臂中了敌人的毒箭。众将请关羽班师回荆州调治，关羽不允，说："我不能因小小箭伤而误了军国大事。"

华佗进来的时候，关羽正在大营闲坐，跟马良下棋。在与华佗见礼之后，华佗开始检查关羽的伤臂，然后指出关羽中的是乌头之毒。至于治疗的方法，华佗要立一根柱子，柱子上钉一个铁环，让关羽把手臂穿入铁环，然后用绳子紧紧绑住手臂。华佗会用被子把关羽脑袋蒙住，再用尖刀割开关羽伤臂上的皮肉，直到见到骨头，然后用刀在骨头上将箭毒刮掉。这一切做完再用线把伤口缝合。

关羽听完之后，哈哈大笑，说："原来就是这样啊，那太容易了，还要什么柱子和铁环啊！"他命人摆上酒席，自己连喝了几杯酒后，继续跟马良下棋，然后对华佗说，先生可以开始治疗了。华佗拿着尖刀，叫一个小兵拿着大盆放在关羽手臂下面接血。华佗说："我要动手了，您别吓着。"关羽回答："我又不是普通人，哪里还怕疼。"于是华佗就开始手术，割开皮肉看见骨头的时候，骨头已经发青。华佗用刀在骨头上一点点刮着，边上看热闹的人脸上都变色了。可是关羽依旧喝酒下棋，一点儿痛苦的表情都没有。一会儿，骨头上的箭毒被刮完，而下面接血的盆了已经盛满鲜血。华佗缝合完后，两人又互相表达钦慕之意。关羽夸华佗果然神医，现在手臂不疼了；华佗夸关羽是天神下凡，这疼痛居然也能承受，然后两人就拱手而别。

曹仁见关公落马，即引兵冲出城来；被关平一阵杀回，救关公归寨，拔出臂箭。原来箭头有药，毒已入骨，右臂青肿，不能运动。关平慌与众将商议曰："父亲若损此臂，安能出敌？不如暂回荆州调理。"于是与众将入帐见关公。公问曰："汝等来有何事？"众对曰："某等因见君侯右臂损伤，恐临敌致怒，冲突不便。众议可暂班师回荆州调理。"公怒曰："吾取樊城，只在目前；取了樊城，即当长驱大进，径到许都，剿灭操贼，以安汉室。岂可因小疮而误大事？汝等敢慢吾军心耶！"平等默然而退。众将见公不肯退兵，疮又不痊，只得四方访问名医。忽一日，有人从江东驾小舟而来，直至寨前。小校引见关平。平视其人：方巾阔服，臂挽青囊；自言姓名，乃沛国谯郡人，姓华，名佗，字元化。因闻关将军乃天下英雄，今中毒箭，特来医治。平曰："莫非昔日医东吴周泰者乎？"佗曰："然。"平大喜，即与众将同引华佗入帐见关公。时关公本是臂疼，恐慢军心，无可消遣，正与马良弈棋；闻有医者至，即召入。礼毕，赐坐。茶罢，佗请臂视之。公袒下衣袍，伸臂令佗看视。佗曰："此乃弩箭所伤，其中有乌头之药，直透入骨；若不早治，此臂无用矣。"公曰："用何物治之？"佗曰："某自有治法，但恐君侯惧耳。"公笑曰："吾视死如归，有何惧哉？"佗曰："当于静处立一标柱，上钉大环，请君侯将臂穿于环中，以绳系之，然后以被蒙其首。吾用尖刀割开皮肉，直至于骨，刮去骨上箭毒，用药敷之，以线缝其口，方可无事。但恐君侯惧耳。"公笑曰："如此，容易！何用柱环？"令设酒席相待。公饮数杯酒毕，一面仍与马良弈棋，伸臂令佗割之。佗取尖刀在手，令一小校捧一大盆于臂下接血。佗曰："某便下手，君侯勿惊。"公曰："任汝医治，吾岂比世间俗子，惧痛者耶！"佗乃下刀，割开皮肉，直至于骨，骨上已青；佗用刀刮骨，悉悉有声。帐上帐下见者，皆掩面失色。公饮酒食肉，谈笑弈棋，全无痛苦之色。须臾，血流盈盆。佗刮尽其毒，敷上药，以线缝之。公大笑而起，谓众将曰："此臂伸舒如故，并无痛矣。先生真神医也！"佗曰："某为医一生，未尝见此。君侯真天神也！"后人有诗曰："治病须分内外科，世间妙艺苦无多。神威罕及惟关将，圣手能医说华佗。"关公箭疮既愈，设席款谢华佗。佗曰："君侯箭疮虽治，然须爱护。切勿怒气伤触。过百日后，平复如旧矣。"关公以金百两酬之。佗曰："某闻君侯高义，特来医治，岂望报乎！"坚辞不受，留药一帖，以敷疮口，辞别而去。

——《三国志·关羽传》

第十四节 "九品棋手"曾国藩

玄玄棋经　味中有味

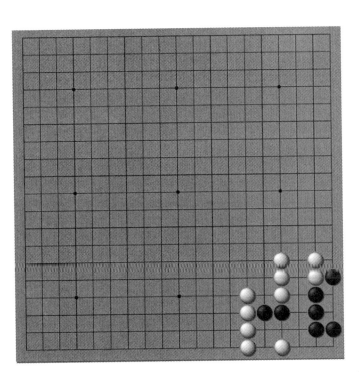

显责果然显贵，方寸不讲公平。

国手始终国手，纹枰尽显傲骨。

配图说明

　　曾国藩作为中国近代史上非常富有争议性的人物，在公德与私德上经常有截然相反的评价。围棋方面，从已有的记载看，棋界对曾国藩的棋力棋品评价都不太高。"味中有味"一图，很符合周小松与曾国藩对局的特点，一直僵持的同时，通过深远的计算最后才亮出底牌，于棋盘上下出九个品字无声地表达自己的态度，令对方难以发作。这次对局虽然情节有夸张之嫌，但也是颇有画面感的一段轶闻。

曾国藩在洪泽湖与太平军作战,打了好几个月,不仅整个船队被太平军击毁,连曾国藩自己也差一点儿被活捉。因为在洪泽湖待的时间久了,他两脚得了牛皮癣,化脓淌水,痒得钻心。曾国藩伤透脑筋,请了许多名医,用了各种秘方,都治不好。

其中一位医者便向他献计说:"曾大人,您老何不学学下围棋呢?这围棋一旦入门,就像抽鸦片一样叫人上瘾。心思全在棋盘上,这脚再痒也就忘记了。"曾国藩一听连说:"好计,好计。"于是就开始学下围棋。

他的幕僚中有很多围棋高手,一个个总是想着法子让曾国藩欢喜,因此曾国藩回回下棋回回赢。其实只不过懂一点皮毛而已。有一次,曾国藩从北京到南京巡视。听说围棋国手周小松在夫子庙摆棋摊,他心想周小松是当时棋坛上的一位霸主,名扬天下,只要打败周小松,自己就可以得到国手的称号了,就派人向周小松下了战书。当天晚上,周小松的住处来了两个穿便服的人,说是来下战书的。周小松一听,心里暗暗吃惊,心想:"曾国藩权大势大,这次到南京来,想在棋坛上捞一顶'国手'的帽子戴戴。假如赢了曾国藩,那自己的饭碗准给砸了;假如故意输给曾国藩,那就要被天下人耻笑。"这时,下战书的人说:"周国手,如若你能在这次比赛中输给曾大人,曾大人就奖给你白银二千两,另外还专门在夫子庙为你造个围棋馆。你若不识抬举,那就别怪我们手下无情了。"周小松冷冷地回答:"两位的情我领了,回去交差吧。"

比赛那天,夫子庙人山人海,棂星门上挂了跟门框差不多大的棋盘。周小松与曾国藩当众较量起来了。观棋的人,一个个都为周小松捏一把汗。同行们都知道周小松是个宁折不弯的人,若是得罪了曾国藩,可就要吃不了兜着走。果然,周小松只步不让,曾国藩眼看招架不住,急得如坐针毡,他这一急不要紧,顿时脚上的牛皮癣发作起来了。他右手夹着棋子一股劲地在桌上敲,左手在桌子底下拼命地隔着靴子抓痒。谁知隔靴抓痒,越抓越痒,顾不得脸皮了,索性脱下靴子使劲地抓。他手下人看出周小松不肯让步,两个幕僚走上来拍桌大骂。周小松趁势改变了战术,与曾国藩打起蘑菇战来,在整个棋盘上杀了个大开花,他不马上把曾国藩围死,而是一个劲儿的磨叽，叫那些幕僚站在一旁干着急，一时下不了毒手。棋下完了，棋盘也满了，一下子看不出谁胜谁负，大家回过头仔细一看，这才发现，原来周小松不光将曾国藩团团围死，还用棋子围成了九个"品"字。

从那以后，周小松名气更大了，曾国藩呢，也得了一个"九品棋手"的名声。

——《清代轶闻》

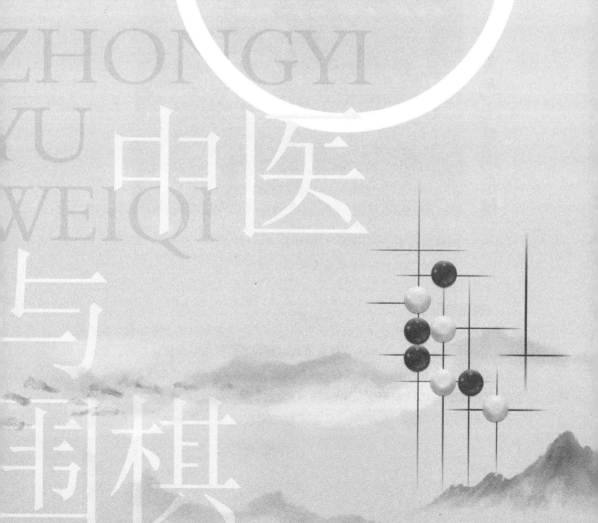

第四章

中医与围棋文化的当代传奇

寄青霞馆弈选 黄龙士对周东侯

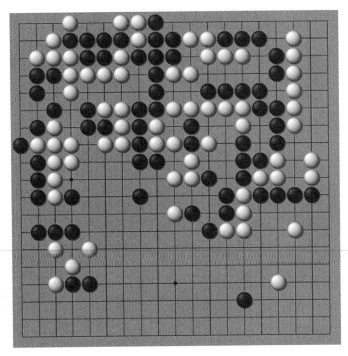

人生数十载，纵横天下无敌手。

中盘十三段，一代棋圣垂千秋。

配图说明

黄龙士是中国古代最伟大的棋手之一，棋风中正平和但又千变万化，常常能在众人觉得棋局已无法继续时下出匪夷所思的好手，从而一举扭转局面。可就是这样出色的天才型国手，也曾经有一段时间被部分后人评价为"名过其实"。

这一切，还要从近代中国的衰落说起。

和中医一样，由于清末民初棋手水平整体下降，当时一个日本职业四段高部道平就将所有中国顶尖棋手都降格到两子，中国棋界开始对中国古棋和古人的真实水平产生了前所未有的质疑。这种观点发展到极致，甚至一度产生了黄龙士、范西屏、施定庵只有业余6段的说法。可是，事实真的是这样吗？正如本书作者论述中医是否科学时所说："殊不知，在科学概念出现之前，中医已卓有成效地防病治疾几千年了。科学需要不断地发展。坦言之，探究未知领域即属于科学的范畴，也是其从业者的使命。面对超出自身认知能力、学识储备和经验积累的陌生事物，倘若先是仓促质疑，继而主观臆断，之后轻易否定，最终极端排斥，这分明与真正的科学态度、原则和精神相悖。"

首先，日本围棋和中国围棋在规则上截然不同，座子棋和还棋头的设定，使中国围棋更加注重计算的深度与攻守的速度。以日本规则和日本棋理对围棋的理解来衡量中国古人的围棋，如同让华山派的剑宗评价气宗的修炼方法是否正确，答案的倾向性不言自明。

其次，中国棋手在中日围棋擂台赛击败日本众多超一流棋手夺得胜利时，棋力的提升和信心的回复让国手们对中国古棋的下法有了崭新认识。这个时期，以陈祖德的《当湖十局细解》为代表的中国古棋研究著作纷纷出炉，也开始有职业棋手认为中国古棋代表人物至少有职业中坚水平。

最后，到了人工智能的时代，人类最强的柯洁与李世石在人工智能面前毫无还手之力，围棋应该怎么下似乎终于有了标准答案。时至今日，一个普通围棋网站的人工智能都可以让世界顶尖棋手两子，再也没人怀疑人工智能评棋的权威性。而人工智能评棋的原理也很简单，一盘棋棋手的选点和人工智能吻合度越高，便说明棋手实力越强。按照这个标准，很多古棋者六段论的支持者惊讶地发现，黄龙士、范西屏、施定庵三人的棋谱与人工智能计算的吻合度均达到了现在顶级职业棋手的水平，而这三人甚至从来没有接触过人工智能围棋。

那么，回到近代以来对中医的评价标准上，很多对中医乃至西医都一知半解的人在评价中医时，往往不考虑诊疗思路和医学体系的差异，也罔顾中医在历史长河中取得的丰硕成果，只是以一种偏执的态度无条件重复着中医无用论。他们虽然披着科学的外衣，挥着真理的手杖，内心却和欧洲中世纪叫嚣着要讨伐异教徒的疯狂信众别无二致。这一切的根源，也许仅仅是这样做能够给他们带来一种给所谓的西方先进文明缴纳投名状的快感而已。

寄青霞馆弈选中"黄龙士对周东侯"一谱，是黄龙士壮年时所弈，也得到了人工智能较高评价。可是，如果未来出现更强的人工智能给出相反结论，我们是否又要改变现在的看法？庄子曰："吾生也有涯，而知也无涯。以有涯随无涯，殆已。"也许唯一正确的做法就是本书作者所提出的——以理性辩证的态度和包容发展的眼光看待世间万物。唯有活在当下，方可不负未来。

"人生一局棋"，可以解释为人的生命如一局棋，这也并非曲解，从中医角度来看，正是如此。反过来说"局棋一人生"，当指每临对局，对局者都应将人生积蕴的才华在纹枰上充分展现。

围棋是一种纯粹意义上的东方文化。它没产生于西方，就像西方没有"经络"学说一样。如果把中国的文化理念比作一根藤，那么围棋与中医就是这条藤上的两个瓜。顺着藤去梳理二者的脉络，你会发现下棋就像是在诊疗疾病，而中医诊疗，就如同下棋。

吴清源先生在倡导21世纪围棋的时候，强调一种最根本的理念，那就是"平衡"。我们不必去评论这种观念的"新"与"旧"。先看一看，为什么吴先生把一种古已有之的观念称为21世纪围棋。事实上，这种倡导就是对21世纪围棋出现的浮躁氛围的一种诊断，同时也是对由高额奖金刺激出来的只争胜负、不及其余的一种治疗，而"中医"的"中"，也正是"平衡"与"中和"观念的最好阐释。

《素问·生气通天论篇》说："阴平阳秘，精神乃治。"而摆在中医与围棋面前的困难也是一个共同的课题。中医的养生以及纯粹中医的诊断方式，慢慢变为弱势，随之而来的是专方专病，中药西用而辨证论治的弹性思维正悄然板结，于是医者就变成拿药的"二传手"。中医由于东方深层文化内蕴的弱势而衰落，无独有偶，随之而来的是围棋的日益势利与冒进急功。事实上变成宁肯花上百余元治疗轻微的感冒而扔掉廉价的养生法和价值几角钱的麻黄，而为棋者少有了如吴清源、李昌镐式的"不动心"，多的是"快力""大力士""杀星"之类的称谓。

提起中国传统文化似乎都离不开一个"中"字，如"中正""中和""中庸""适中"。孔子这样解释自己的"中庸"之道——"随心所欲而不逾矩"，而围棋第一品"人神"追求的正是这种境界。那么这种境界与"中"的观念有什么渊源？渊源就在于它们都统一在个人的修为之上。《素问·上古天真论》说："夫上古圣人之教下也……恬淡虚无，真气从之，精神内守，病安从来。是以志闲而少欲，心安而不惧，形劳而不倦，气从以顺，各从其欲，皆得所愿。"《棋经》云："神游局内，妙而不可知，故是人神，不劳神思，而万意灼然在目，故日坐照。"此二者同归的状态，描述确让人深不可解。有道是"乐道"须先"安贫"，"安贫"者都有未必都能"得道"，"得道"也不是为了"得贫"，"贫"只是内在生命历炼的过渡，只有如此才可使求道者"动心忍性"。

假如一个人晓养生之道，永远不得病，是否就会与天地共寿，永生不死呢？这是一个医学问题，同时也是一个哲学问题，其含义就是有没有这样一种人，永远正确而永远生存？就好像一个人永远不下错棋，那么他就永远是赢家吗？这样的绝对化就是哲学上的形而上学，就是医学上的孤阴不生孤阳不长。在造极的时候，也是在造反，所谓物极必反，就好像地球不能为了造更高的珠穆朗玛峰而把所有的土石都堆到一座山上，到那时，从月球看地球就根本没有珠峰，整个地球就是一个又细又长的蓝色星球。试想这样一个东西如何孕育万千生灵呢？于是瓦解消亡便从内部开始了，这是一个简单的道理，可却容易引起人们的深思，即直线式的求胜、"造极"是否荒谬？吴清源的"平衡"观念古以有之，但绝不泥古，而是对棋坛"拼杀之风"极致追求的一种否定，是对围棋生命的一种深切内省。将名与利作为一种终极目标，是对围棋的短视。"修与养"都是中医的养生观点。而无论什么养生技法，归根到底是"松"而"静"，"静"而"自然"之上。那么，一个人思想与身体"松"透之后，岂不丧失了攻击力？人静之后，还有胜负欲吗？"养生"

究其根本，就是"调节"，是为了让有限的生命状态发挥最大效率。"松"是为了"不松"，"静"是为了"不静"。棋子不整形，只攻不守，那早晚要溃不成军，生存状态不调整，只求外在的物欲，那反而伤了内在的真元。守是为了攻，沉静是为了发挥生命的更大优势，以合至于自然之道。

第一节 | 中医与围棋之联系

　　中医与围棋同为中华传统文化，在中国古代哲学思想的指导下，中医思想与围棋理论思想有着十分紧密的联系。中医理论思想可以指导围棋的下法，围棋的理论思想也可以指导中医临床辩证治疗。

　　中医与围棋是我们中国的国粹，同为中华传统文化精髓，两者的历史源远流长。早在远古时代我们的祖先就创造了原始医学，《黄帝内经》的中医的理论基础和经络理论早已形成。围棋的诞生可以用八个字来概括，"尧造围棋，教子丹朱"，两者同样有着数千年悠久的历史，可以说它们是与中华五千年文明并驾齐驱的。它们虽然各自有着不同的理论体系，但是实际上它们的思想核心殊途同归，其中皆贯穿着中国古代哲学思想。

　　首先，是万物之根本——阴阳。中医与围棋都有对立统一的思想，其核心就是阴阳。中医认为，阴阳的对立统一和相互作用可以阐释宇宙间万物的生成、发展和变化的基本规律。阴阳平衡相互依存、互根互用，却又可以相互制约、此消彼长、相互转化。《素问·生气通天论篇》有云："阴平阳秘，精神乃治，阴阳离绝，精气乃绝。"阴阳平衡是人体长寿的关键，一旦阴阳失衡，则百病由生，而围棋中也是处处皆有阴阳。《棋经》有云："枯棋三百六十，白黑相半，以法阴阳。""局之线道，谓之枰。线道之间，谓之罫。局方而静，棋圆而动。"这段话说的是围棋中白子和黑子各占一半，旨在体现阴阳。棋局的线、路叫做棋盘，线、路交错所构成的方格称之为拐。棋盘是方形的、静态的，棋子则是圆形的、运动的，动静结合，才有棋盘上的风云变幻，鬼使神差之妙局。无论是围棋分子为黑白两色，还是棋盘十九路纵横交错，"天圆地方，一点太极"都将阴阳五行体现得淋漓尽致。中国新时代围棋的奠基人陈祖德九段曾说：

"围棋的'围'字有对立统一的含义，围子是进攻，围地是防御。"围子即为阳，围地即为阴，阴阳平衡在围棋棋局里，还体现在外势与实地上，外势是潜力，是在外的，为阳；实地是成果，是在内的，为阴。弈者要保持二者的阴阳平衡，既不可一味追求厚势，也不可一味追求实地，唯阴阳平衡，方能取胜。人们经常能在棋手的对局中看到，某一方出现实地或外势的明显不足时，会刻意地去"争抢"所欠缺的，以求达到局势的均衡、平衡，这与我们的中医治病用药的"以偏纠偏"，就是利用药物的偏性，来纠正人体阴阳的盛衰。中医在阴阳的认识上不是将阴阳分成对立两方，在阴阳的平衡中，不只有相互制约，还有互根互用、相互转化。围棋的本质其实也一样，真正的棋士，所达到的最高境界不在于对胜负的追求，而是"棋逢对手"、相互促进，各自找到最佳、最善的招法，相互成就来完成名局的创造，二者非是普通意义上的对手，而是以围棋为媒介，在思想智力上相互碰撞，融为一体，我想这才是围棋的本质与核心，而非对胜负的追求。

其次，是整体观与大局观。中医的整体观是中医学认识人体自身以及人与环境之间联系性和统一性的学术思想。中医认为，人体是一个有机整体，分析疾病的发展变化规律时，要从整体出发去分析局部的病理变化。例如，《素问·咳论》有云："五脏六腑皆令人咳，非独肺也。"中医分析咳嗽的病机时，并不是只考虑肺，而是运用五脏一体观，从整体出发，来寻找咳嗽的根源。而围棋也是如此，对弈时，每时每刻都要从整体出发来思考，任何时候都不能拘泥于局部，要将每一个棋子计算在内，统筹考虑，追求每步棋的效率达到极致，这在围棋中就叫做大局观，这与中医中的整体观高度一致，大局观这个围棋术语，在生活中也随处可见。

《围棋十决》有云："逢危须弃。"这是指当局部之棋遇到危险的时候，为了整体的大局利益，要会舍弃，专业角度来说就是弃子。弃子是围棋术语，是一种高级战术，主动"送死"，顺势而为，牺牲局部从而获得全局的优势。这与中医诊疗思路类似，如遇到泄泻病，不可只想到要止泻，应通过辩证分析泄泻的病因病机，如果是病人体内有痰饮淤血导致的泄泻，涩肠止泻的治法并不能治愈，此时应考虑舍弃之法，即"通因通用"，让邪气亦有出路，顺其势而为之。这就是大局观与整体观的体现。

最后，不论中医还是围棋，都十分看重——气。气在中医与围棋中都拥有着不可替代的重要地位，气既决定着棋的生死，更决定着人的生死。中医学理论提到"得气则生，无气则死"，这里的气指的是人的一身正气（也指胃气），中医认为"正气存内，邪不可干""邪之所凑，其气必虚"。正气不足者，容易遭受外邪的侵袭，而正气强者，即使受到外邪的侵犯，却可以抵御外邪的侵袭，不致其发病。在围棋中与其对应，气越少的棋越危险，越容易遭到敌方的攻击，越难以活动，如关门吃、枷吃、征吃等围棋吃子技巧，都是利用棋子气紧的弱点来吃棋，当气很少或没有的时候棋也就死了，即"气尽则子亡"。棋子气长的时候，更容易抵抗敌方的攻击，活动腾挪的空间也就越大，越不容易被吃掉，即"棋长一尺，无眼自活"。同时，当一块棋有两只"眼"的时候，它便始终有两气存在；如同脉贵有胃气，"有胃气则生，无胃气则死"。因此，对弈时，应尽量利用精巧的手筋减少对方的气，相当于削减对方的正气。同时，也应尽量延长自己棋子的气，相当于补充自己的正气。"棋长一尺，无眼自活"也验证了这个道理；而中医治病亦遵其理，有中医名家因其趺阳脉有生机而谓之可治。由此可见，气，不论在中医领域领域，还是在围棋，都有着举足轻重的地位。

中医在诊治疾病上最具特色的就是辨证论治，简单来说就是根据不同的"证型"施以不同的治法，通俗讲就是"个性化治疗"，例如，两名男性在同时同地因感受风寒之邪而患病，中医处方用药也会有所差异，也即中医理论中提到的同病异治、异病同治，中医虽有经方，但在临床上并不是一成不变的，而是要随证来加减变化运用。在围棋上，"辨证论治"也有很好的体现，对弈时根据不同局势、形势、场合来选择不同的下法，即形势判断。围棋中有句古话："千古无同局"，数千年来没有任何一局棋是一模一样的，这就是个性化的体现，也是弈者对棋局不断思考与总结的体现。就像围棋中的"方剂"，也就是定式，定式就是古代、现代的高手对弈时经过反复实践，在局部黑白双方皆可满意的招法组合，这就像中医的方剂一样。

对弈时不会拘泥于定式，而是根据当时局面的场合、棋子的配合整体考虑，来"加减"变化。《围棋十诀》的内涵，与中医治病的思想有着很多联系，如《围棋十诀》开头，也是最重要的一句就是"不得贪胜"，指的是在对弈的过程中，如果这也想得到，那也想得到，最后的结果就是什么都没有收获，而根本的问题在"贪"字上。中医治病也一样，遇到一位病人，可能这位病人五脏气血都有问题，医者不能想着一个方剂把所有问题都解决，要分轻重缓急、要有所取舍，不能贪。再如体虚之人若患外感之病，中医治法并不一味攻邪，若一味攻邪必然导致正气更虚，所以正确治法应当扶正以驱邪，就好比《围棋十诀》中的"攻彼顾我"，自身有不足，一定要先补强自己，自身的力量强大了，对方自然无从下手，才可更有力地攻邪。《围棋十诀》最后讲到"势孤取和"，也就是当己方打入、深入对方阵营时，面对敌人的重重包围，自己势单力薄，那么就不要再想攻击或杀掉对方，而是要去取得一个和解、共存的局面，同样此法也体现着中医治病思想，如面对癌症肿瘤患者时，不能一味采用攻邪之法，而是攻中有补，调和其中，提升正气，不能想着要将癌细胞"赶尽杀绝"，而是平衡阴阳，以求共存。就像社会中有好人有坏人，坏人就像是癌细胞，我们对待坏人的方式绝不能是"赶尽杀绝，一个不留"，有好就一定有坏，如何去平衡才是正确的救人治病之道。

特别要指出的是经络腧穴与围棋的关系。现在有很多人会把经络腧穴与中医分开，其实不然，经络学说是隶属于中医的，并且发挥了无可替代的作用。中医经典之首的《黄帝内经》灵枢篇全部为经络与针灸的内容，医圣张仲景的"六经辨证"内容等，都体现了经络的重要性，经络对于中医的重要不言而喻。

古代中医认为，人体有361个腧穴，这与围棋棋子的数目相同，看似偶然，实则必然，因为它们都是在中国古代哲学思想影响下形成的。关于经络腧穴，首见于《黄帝内经》，经过后代医家整理与总结，共有12条经络361正经穴位（现代362穴位中增加的印堂穴原本属于经外奇穴），而围棋棋盘上存在着361个交叉点，两者共同对应着一年的 361 天。361 个穴位处在不同的位置、不同的经络，发挥着不同的作用。而黑白两子落在棋盘上产生了气，产生了生机，那如何让这份生机得以延续，发挥更大的作用，就需要"通畅连贯"。

围棋中有句术语："金角银边草肚皮"，其角有四，其边又四，其腹有一，此语意为"角""边""中腹"对于下棋的重要性，而经络腧穴中之穴位又以处在四肢的穴位最为重要，最为常用。棋语有云："四角穿心者，必胜之。"可见四角对于棋者取胜之重要性，就好比经络腧穴中四肢的穴位对于全身气机的调节发挥着不可替代的作用，对于针灸医生来说，如果他不明白四肢腧穴的重要性以及临床意义，显然他不会是一个好医生；就像对于棋者下棋四角皆失，那么想要获胜也是十分困难的。既然大家都明白四个角的重要性，所以大部分的围棋布局阶段黑白双方先去占角，常以二连星的方式展开，四角四边双方各有所得，那最后剩下的即是双方之所夺，战之所甚者，必中腹也，《棋经十三篇·合战篇》有云："高者在腹，中者在边，下者占角。"中医强调的五脏六腑之藏象皆位于中腹，中医针灸界现在也流行着一种新兴针法"腹针"，其是以"神阙穴"作为调控系统为核心，依据脏腑气血理论所创建的适用临床的一套针法，并且取得十分良好的临床效果。围棋制胜之法，决定胜负之处也多在中腹，一盘精彩的对局必定少不了中盘中腹的争夺，一黑一白，一阴一阳，在这其中也是存在着联系。

不论围棋还是中医，都讲生机的重要性，不论是在理论上还是具体的处理方式都有体现，围棋中一方采取点、刺、断、扳、挖等手段，力图使对方产生"病灶"，使之气血运行不畅，而另一方则将采取连、长、尖、跳、飞等手段保住棋子相连有气，而经络能够保持通畅也是身体是否健康的标准之一，经络通畅以保持气血之通畅，气血之通畅以保持阴阳之平衡，万物抱阴而负阳，阴阳互根互用又相互对立，但同行其道。

中医与围棋的联系还有很多，还有很多更加深奥的问题值得思考。中医也好，围棋也好，都是国粹。国医大师李克光也是围棋高手，李克光曾说过："下棋与中医一样，最重要之一就是记忆力，首先要能记得住，往后才能够融会贯通。"当然，医者不必精于棋，棋者不必精中医，但弈者如能晓医理，跳出棋盘外，以不同的方式来认识围棋，对棋艺与自身都是修行，所以有句棋语："功夫在棋外。"而医者如能通棋道，《棋经十三篇·合战篇》有云："博弈之道，贵乎谨严。"提升思维的缜密性、灵活性，在围棋中棋盘上体验"生老病死"，在治病时也会更加严谨，诊治疾病时思路也会更加开阔。期望本书能增加读者对中医与围棋的兴趣，努力学习好中国优秀传统文化，继承与发扬中医文化、围棋文化，从而增强我们自己的民族文化自信！

黑白世界的"职业杀手"

何谓"职业杀手"，西昌"老表"作答

人们历来把"琴、棋、书、画"相提并论。然而，由于"棋"内含的竞技动因，至现代发展为竞技体育项目后，传统赋予它的"静雅"已在消失。棋，在快节奏的现代社会生活中有了新的功能：激发人的竞争意识和竞赛思路。但是，当你深入当前群众基础最为广泛的围棋世界中，便会惊奇地发现，有一种被金钱侵蚀而诞生的畸形儿——"职业杀手"。

何谓"职业杀手"？成都一位小有名气的围棋高手向我摆了一个龙门阵。

一位西昌的围棋手一向自视甚高。因为他在当地下围棋常战常胜，于是便以为可以"天下任意驰骋"。他来到省城，刚在省城棋坛露面，棋艺与自负的强烈反差便被这里的几位三流棋手窥见。他们联手设陷，定要请这位"老表"入瓮。几位心怀叵测者对"西昌老表"的棋艺恭维了一番，提出推其中棋艺最高的一位与他"试刀"。按黑白世界上不了台面的规矩，这棋是不能白下的，于是双方压上了相当数量的赌注，结果不言而喻，"老表"败下阵来。几位又煞有介事地评棋，说"老表"实力不弱，只是初来乍到，布局有些过分谨慎。

大凡参加竞技的人，在认为对手实力并不强时是绝对不会认输的，何况又有几位"旁观者"点汗。双方开始搏杀。以后每输一盘，

"旁观者"总有一翻新的、足以支持老表自信心的动听评价，照例在对老表的棋力极尽赞美之后，指出小小的不足："只是某手打了个小川川""某手太缓""收官稍亏了点"。这些评价虽千篇一律，但对西昌棋手来说，却有巨大的刺激，"鼓励"他"大胆地往前走"。随后，那些自称"棋力低下"的旁观者，也一个个轮番上阵，此时，已输红眼的西昌棋手，被搅得热血沸腾，怒火中烧，欲罢不能，以致输光了不说，还搭上了为家里买的一台彩电。

以上几位以棋谋财的棋手，在黑白世界中被称为"职业杀手"。那位西昌送财的棋手则被称为"兔"。职业杀手赢"兔"钱财之举被称作"剐兔"。谈者戏言：西昌棋手是从"井底之蛙"变成了被"剐得血淋淋的兔"。

"剐兔"易磨刀霍霍陷囹圄悔之已晚

黑白世界的"职业杀手"或以棋谋生，或把棋作为生活的一个重要财源。他们中有的无业，有的则有正业而不务，整天在黑白世界中游荡，寻"兔"而剐之。这种有正业而不务的"职业杀手"，由于泡在棋园的时间太多，均被戏称为"停职留薪者"。

有"棋城"之称的成都，围棋爱好者越来越多，新开的棋园也如雨后春笋，前国家体委棋类司司长、著名九段棋手陈祖德到蓉后对此赞叹不已。然而，正是这块棋类活动的肥沃土壤，给黑白世界的"职业杀手"们提供了施展本领和"丰收"的良好条件。一大批"职业杀手"应运而生。只要到蓉城的棋园走一圈，便能听到好些相关逸闻故事。

有一位叫叶矮矮的棋手，从小是孤儿，自然没少尝人生的艰辛，到二十七八岁仍无正当职业。他自幼聪颖，也不知什么时候迷上围棋的。由于囊中羞涩，于是全身心扎在黑白世界中。他棋艺不低，相当业余三段。熟悉他棋力的人评价，说他"棋风雄劲，擅长乱战"。叶矮矮挟围棋的一技之长，不知何时开始了"职业杀手"的生涯。他人矮棋艺高，有人说他有如此特点，实在可以"一分为二"："剐兔"

易,找老婆难。因他其貌不扬,好些自视甚高的下棋者自然容易看他不起,结果成了他利刃下的"血兔"。叶矮矮成了"职业杀手",常颇为自得,以为既得了快乐,又得了衣食。某年叶矮矮身陷囹圄,每每忆起在棋园自由驰骋的时日,不禁伤心落泪,后悔头脑一时糊涂,捞"偏财"失去了自由。

"叶矮矮""师哥""讨口""白酒""大眼镜""锅盔"……

过去那些小有名气的"职业杀手",时下有的有了较为光明的前途,有的有了更为可靠的正当收入,不干了。

"肥兔"自相残杀 "锅魁"渔翁得利

个体户徐某决心要与他的近邻、个体户杨某"决一死战"。前几天,两只"肥兔"互相残杀,结果徐某被杨某剐去三千元。对此,徐某耿耿于怀,抱定"此仇不报非君子",邀杨某决战。杨某的棋艺本身比徐某高,自然怀着稳操胜券的心态前去应战。

两人在徐某开的铺子的阁楼上摆开决战阵式。徐某虽是挑战者,且报仇心切,但这天却显得十分和气。他为杨某泡好茶,极尽东道主盛情。两人议定先每盘奖惩,然后开始对弈。

徐某这次十分镇定,下子不慌不忙,有理有据,很有大将风度。但毕竟棋力不济,先就输掉二盘。杨某先下两城,不禁心中暗喜,平添"让徐某输光"的无穷力量。双方又摆第三盘,才下到中盘,突然有人敲门,徐某仿佛不悦,极不情愿地起身开门。

来者矮胖,眼泡皮肿,一看便知专干熬夜的营生。他一进门便埋怨徐某,说是一笔讲好的生意快被"拖化",要徐某尽快抉择。徐某即刻满脸堆笑,连连抱歉,答应马上就去处理。杨某在旁一听,心中暗自叫苦,生怕徐某中途休战,让"煮熟的鸭子飞了"。来者也做无奈状,在旁观战等待。

很快,徐某又败下阵来。他起身要走,仿佛感觉又对不起杨某,于是对来者说:"'锅魁',今天是我约杨师兄来下棋,我现在去处理买卖,你就替我与他过过瘾。"被叫作"锅魁"的来者连连推辞:"不行，不行，我的棋下得臭，怎敢上'正堂子'！""你怕输吗？你如输，算在我的账上，就算你替我陪陪杨师兄。"徐某说完，硬拉"锅魁"坐下，然后径直走出门去。来者做无奈状，在说了许多自谦的话后，便开始扮演角色。

"锅魁"一开始就输了两局，虽说输的目数不多，但已使杨某性致更高。但随后"锅魁"不时小胜，且胜得杨某极不服气。竞技到了这种地步，对手已被挑起了拼死一搏的野性。杨某面红耳赤，提出加大奖惩。此时，"锅魁"开始胜多负少，连连得手。两人从上午直杀到半夜，徐某都未露面。直到杨某输光，他才姗姗来迟。一进门，徐某连表歉意，说生意事情太多，抽不出身，敬请谅解。他还请两位去吃夜火锅，算赔礼道歉。火锅吃罢，杨某怏怏离去。徐某与"锅魁"望着杨某的背影，暗自窃笑。

原来"锅魁"正是一位厉害的"职业杀手"，徐某为报仇，特搬他来"剐"杨某，两人设陷，杨某终于上当。

"职业杀手""剐兔"内中大有机巧

对于一般被"剐"者，也并非都属误入歧途。他们意在学棋，称"权当交点学费"。很像日本棋界低手找高手下棋，交的"对局费"。

一厂长极喜围棋，为提高棋艺，常到棋苑会会高手。身为一级领导，他不敢非为，于是自定规则，"胜我者请大家喝茶，我若获胜，分文不取。""职业杀手"们无"兔剐"时，也乐意奉陪。当然，很熟的棋手间出于意气，相互不服，搏杀之后，负者输顿火锅或请喝茶，更是常有的事。

"职业杀手""剐兔"对弈，往往正襟危坐，搏杀时绝不"形于色"。在枰面上也极有分寸，决不占"大优"，胜棋目数也不会多。他们有时故意"打个踉跄"，让对手吃掉一块棋，以增加对手的兴致和自信。如此一来，"兔"被粘住，他们便可"剐"个痛快。

实际上，在"职业杀手""正襟危坐"的掩盖下，"剐兔"时有许多机巧。

在"剐兔"的对弈中，即便是实力较强的"职业杀手"也难免遇到有实力的"兔"的顽抗，何况，"职业杀手"常常会因让子过多而遇到麻烦。这些情况一旦出现，杀手们便不能凭"利刃"来结果对手。于是，"耍假"（诈子）便是最好的方法。高明的"职业杀手"往往对盘面的情况了如指掌。他随时在计算双方所差的目数。当发觉自己的目数稍差时，"职业杀手"便在盘面挑起更激烈的搏杀，使双方盘面呈犬牙交错之势。如此一来，对手往往无法洞察自己目数占优，反会被错综复杂的局势搞得心慌意乱，在这种纷乱的局势下，"职业杀手"便开始乘机浑水摸鱼。他们凭着多年下棋练出的技巧，趁对方不注意时，悄悄在对手并不十分紧要的地方偷换棋子。如此一来，对手的"略优"局势顿时化作东流之水。偷换棋子的任务常常还由"旁观者"完成。此外，在"职业杀手"联手设陷"剐兔"时，往往"旁观者"是更高明的棋手。他们围在旁边观战，表面不声不响，实则预先制定了许多暗语，或用手或用脚在桌子下"说"。遇到这种情况，"兔"面临被围剿的局面，要想"扳脱"决然没有一点儿希望。

据了解，黑白世界的"职业杀手"并非成都的产物，全国各大中城市时下都有一批。这些"杀手"早已不满足于本地而四面出击。云南、贵州、陕西、湖南、湖北等省的"职业杀手"就曾来成都"狩猎"。成都的"职业杀手"也有出外"狩猎"的。

黑白世界的"职业杀手"这一畸形儿的出现是社会经济和棋艺事业迅速发展形势下，社会诸多问题交织的产物。尽管这种现象远非主流，但它对社会、对道德、对棋艺事业发展的潜在不利影响，已引起棋界、体育界乃至整个社会的关注。

围棋与中医都有对立统一的思想，其核心就是阴阳。可见，不论是围棋分子为黑白两色，还是棋盘19路纵横交错，"天圆地方，一点太极"都将阴阳五行体现得淋漓尽致。同时，中医和围棋也都蕴含着丰富的哲学思想，中医强调天人合一、阴阳平衡、五行相生相克等理念，这与围棋中"天地人"三才之道的思想相契合。围棋中的"气""势""地"等概念，也与中医中的"气""血""水"等元素相对应。此外，围棋中的"得失"与中医中的"气血平衡"也存在着相通之处。

　　总之，中医与围棋的联系不仅仅体现在思维方式上，更体现在哲学理念上。中医和围棋都是我国传统文化的瑰宝，它们之间的联系不仅丰富了我们的知识体系，更让我们领略到了中华文明的博大精深。

第三节 | 龙腾棋坛

　　"清雨禅林"是龙霖六段在许多围棋网站的网名。笔者从未阅读过武侠小说，以为这个名字和金庸小说有牵连，然而问及龙霖本人时却被否认，再追问其含义，他笑而不答。

　　笔者冒昧揣度："清雨"即自然和谐，"禅林"远人间烟火，蒙上一层道家玄虚无为的色彩。笔者发现，把"雨"和"林"重叠起来，恰为"霖"字，由此可见，龙霖喜欢"清雨禅林"这个名字，还有点文字游戏的意思。不过，进入千姿百态的围棋世界，去凝思"清雨禅林"这个名字，或许会发现新的含义：围棋即是一种胜负游戏，也是一种缥缈的意境，就结局而言胜负第一，就欣赏而论境界至上。如果把两者结合起来，便看出"清雨禅林"寓意之真谛。因此，笔者以为"清雨禅林"宛如一幅萧疏淡远的水墨画，细品后令人回味悠长。

　　笔者推崇"清雨禅林"，源于某年在韩国某围棋网站的9段争霸赛，"清雨禅林"技压群芳、所向披靡、观者哗然，褒奖如云。

　　写这篇文章的时候，笔者浮想联翩，所熟知的龙霖数十年的往事都上心头……

　　闻名遐迩的川西平原美丽富饶，人杰地灵。天下闻名的都江堰把奔腾咆哮、滔滔不绝的岷江水截为无数支涓涓细流，注入广袤的原野。川西平原上，万顷良田肥沃滋润，难以计数的竹园青翠秀丽，簇拥包围着一座锦绣古城——成都。

　　成都是一座历史文化名城，早在宋代，就有"扬一益二"之称。

其中茶文化在这里颇具特色，渊源流长，长胜不衰。无论是风景秀丽的府南河畔，还是车水马龙的市中闹区，旧式茶馆和新兴茶坊犹如雨后春笋。随之而来的棋文化也破土而出并苗壮成长。成都棋苑之密、棋士之多、高手之众、赛事之频，当在全国名列前茅，令众人感叹不已，一时"棋城"雅誉天下皆知。

一方水土一方人，一座棋城不仅国手辈出，同时各种英豪也虎跃龙腾，生于斯长于斯的龙霖六段就是成都业余棋界的代表人物。

40 多年前，刚步入学堂的龙霖师从著名棋手孔凡章先生。孔先生才华洋溢、知识渊博，在蜀中不仅围棋技艺高强，在古诗词领域亦造诣深厚。孔老膝下爱女孔祥明八段更是当年中国女子棋坛的风云人物，两年的学弈生涯中，在德高望重的孔老先生耳濡目染下，龙霖可谓受益匪浅，为日后闯出自己的一片天空打下了坚实的基础。

龙霖在回忆这段往事的时候动情地告诉笔者：太感谢孔老的谆谆教导，其清晰的棋理及丰富的知识都让他铭心刻骨，永难忘怀。

孔老先生多年前已经西去，但是成都棋界一直很怀念他。

孔凡章先生弃教后，龙霖又投学于冯宗存先生。在年富力强的冯先生门下学艺，龙霖更是如鱼得水，海阔天空。龙霖与郑弘（九段）、郭春林（已敝）、沈静（专业二段女棋手）等同门学艺。他们行成于思、业精于勤，悠然自得地漫步在瑰丽的黑白世界中。

数年后，这群"丑小鸭"长出洁白艳丽的羽毛，各有所成。龙霖先被分到当时成都军区下属部队的棋队中，后又代表"八一队"转战南北，赢得不俗战绩。那时他志存高远期盼着成为一名专业棋手。

然而人生的道路并非一帆风顺，解放军队当时没有专业围棋队伍，他走专业围棋之路梦想破灭。随之，龙霖在成都棋界销声匿迹。在北方的沈阳，他正"龙一凤舞"于棋坛，"龙腾虎跃"于比赛，"龙蛇争斗"于棋局……

1986 年，龙霖服役于沈阳炮兵学院。无论在做学员还是任教官期间，龙霖研究的都是 152 型榴弹炮的射击技术。或许是巧合，炮弹的呼啸而下与围棋中的打入手段竟有相似的地方。善于想象的他日后撰写了 20 余万字的《常见打入类型》一书，该书也许多少受当年服役炮校的影响吧？

未过多长时间，龙霖便在沈阳棋坛为众人知晓。在人才辈出的沈阳棋坛，1987年、1989年两度冠军得主就是他；在高手云集的辽宁棋坛。

1991年的冠军也是龙霖。于是，辽沈记者惊呼："辽沈大地'龙卷风'劲吹！"龙霖曾经12次代表东北、16次代表成都角逐晚报杯，他的出色表现令全国棋坛震惊。

许多棋手视参加"晚报杯"大赛为毕生的殊荣，更把打进十强作为梦寐以求的目标。而龙霖曾经28次角逐"晚报杯"，这在全国当首屈一指；他曾经3次打入"晚报杯"十强，多次小组出线，在这些重大比赛中，龙霖的战绩极为优秀。

聂卫平九段这样说龙霖"下棋勇猛剽悍"。笔者想这既是对龙霖棋风的评语，也是对龙霖棋力的评价。

第四节 | 李克光：九十载独钟木野狐的国医大师

"人机大战"，李世石为什么会输给人工智能"阿尔法狗"？或许每个人都有自己的回答。百岁老人国医大师李克光的看法则简单至极——"李世石有感情，电脑没有，有感情的人总是会有失误的，所以他下不赢。"

即使回到20世纪五六十年代，棋艺出众的李克光也还远称不上"天下无敌"，不过，他对围棋的这份感情，迄今已有差不多90年，仅以坚持而论，世间又有几人能与之媲美？

"7岁的时候，我围棋就是全家第一"

自2015年大病一场后，因为需要遵守医嘱，老人家被迫平时少说话，因为"说多了怕精神不好"，李克光开始深居简出。

这让四川省老干部活动中心负责人黄培惠女士颇有点不习惯，无他，活动中心少了那个最准时也最熟悉的身影。"前几年李老身体还很健康，我们中心每天上午9点开门，他会准时乘公交车到西月城街，再步行两站路，准时赶到。一般只下棋、聊天，然后下午4点半准时离开。他从来不要人接送，这里就像他的家一样。"黄培惠说。

不过你只要提到围棋，坐在家里沙发上的李老就会两眼放光。"桌子上都还有棋谱、棋盘，我每天要打谱的。自从我小时候5岁学会围棋之后，到现在都放不下它。"他说。

据李老回忆，少时学棋，乃因父亲李斯炽（成都中医学院首任院长）和叔父等人都会下，家里来客对弈时，自己时常围观，加上父亲启蒙，自然而然就会了，待7岁时，李克光已经表现出极高天赋，下围棋"打遍全家无敌手"。

10岁时，因父亲在少城公园一带传授医学，少年李克光常到当时的成都围棋会玩耍，围棋会以当时的蓉城高手张仲德、马志安为中心，高手如云，李克光的棋艺因此一路飞升。老一代"西南王"黄乘忱4段1948年抵蓉，擅长让子棋的黄老曾表示能过我的两子关，就是成都最好的业余棋手。当时众高手纷纷败下阵来，能够受两子击败黄乘忱的，仅有李克光和陈安齐两人，陈后来得进国家围棋队，终成职业六段。

"20世纪五六十年代，我就和成都的职业棋手黄乘忱、杜君果和孔繁章他们一起训练、比赛，四川省的比赛，我多次获得亚军，可见我当时和职业高手的差距并不大吧！只是后来，我要去搞中医，不得不放弃了专业围棋这条路。有点遗憾，但围棋作为我毕生最大的一个爱好，我终身受益，也永远不会放弃。"李克光说。

学医与习棋，都得靠记忆

如果你和李克光一样精通围棋，那么即使到了99岁高龄，有一个性格特点也不会改变，那就是依然好胜。

敲开国医大师家门去采访之际，首先映入眼帘的是一堵装饰墙，陈列着数十个样式各异的奖杯，那是李克光征战棋坛多年的收获，其中，最多的是"劲松杯"等老年围棋赛的金杯。"去年我生病了，不能代表四川去下'劲松杯'，结果他们就把团体冠军搞脱了。"李克光说，表情有点无奈。

昔年的成都棋苑，每逢周末，李克光的名牌就和孔凡章、陈安齐等人挂在一起，现场表演对弈。在那时的棋界，一名业余棋手不要说能战胜李克光，就是能上台与之一战，也是大幸。历数往事，令李老记忆犹新的，是他在"劲松杯"比赛中常与挚友——浙江大学老教授竺源芷等人战得难解难分，"可惜啊，我的小学同学杜君果走了，姚伟鼎、马嘉珩他们前些年也走了，下围棋有时也寂寞，那就是对手越来越少了。"

与中医相比，围棋在国医大师的心目中分量是否更重，其实很难揣测。言及围棋与中医有何异同，李克光郑重表示："其实最重要的应该是记忆力，围棋和中医一样，都需要很强的记忆力才能学好，中医要记汤头和各种处方，围棋要记定式和基本死活，任何事情都一样，你先要能记住，再往后才能融会贯通。我想，我之所以在中医和围棋方面有点成就，大概和我四岁起，祖父教我背诵四书五经有关，我都能记住，而且一记住就忘不了。"

养生之道重在能吃会吃

老一代棋界中人都知道一个著名的段子——李克光给人把脉之前，总要习惯性地问一句："现在还吃得不？"回答如果是肯定的，他就会微微颔首。

关于气血问题，关于妇女儿童的各种疑难杂症，李克光在中医界素有口碑，神医解难的例子数不胜数。多年前，李克光接受媒体采访时就透露过他最朴素的养生秘诀——什么都能吃，多吃粗粮，不要吃太精细的，不要过饱。而他当年坐诊时，有一个观点也广为人知"药能治病就行了，病家买不起药，医生的诊断就白费了。"2004年，李克光关闭了他的门诊，原因很简单，慕名而来的病人太多了，以至于他每天最惶恐的就是下不了班。

一代宗师吴清源是李老的偶像，吴大师 79 岁时，自感身体状况很差，一次机缘巧合，他请李克光为他把脉，李克光当时就预言："你其实没问题，可以长寿的。"后来，吴老果然活到 100 岁方才仙去。

李克光为人谦和，对挚友尤其迁就，据他周围人的老友透露：他会打麻将，但从不喜爱，只要有围棋他肯定弃麻将而去，但有时老干部活动中心三缺一了，别人一喊，李克光虽然很不情愿，也会笑眯眯地坐上桌去。不过坐在棋盘对面时，在对手眼中，李克光不再友好，甚至，还有点"凶悍"。20 世纪 90 年代初，在成都的中日围棋会馆有一次交流比赛，李克光对弈一位名叫渡边的日本业余7 段。当时大家都认为李克光不太可能赢得下来，何况，比赛之前李老的妻子不幸过世……李克光说："那时确实心情非常差，但坐到棋盘边上时，我突然有了一个念头，那就是为了我刚过世的老伴，这盘棋无论如何都不能输！局面一直很胶着，到了后半盘，我越战越勇，而对手突然软了下来，最后我赢了，赢得堂堂正正。"

说着说着，李克光停下来抿了口茶，习惯性笑眯眯地望着前面的一片虚空，恍若入定，潜入了属于他一个人的回忆。

2005年，中华全国中医会在全国遴选50余位知名中医学者，授予"国医大师"称号。李克光是四川仅有的两名"国医大师"之一。医业之外，擅诗赋，工弈技。20世纪五六十年代，其围棋水平在成都地区业余棋界无出其右者。

国医大师棋有多强

李克光擅围棋，好交友，尤其是棋界的朋友。曾经的中国围棋女子第一人孔祥明八段，少小时常找李克光学棋，李克光很乐意，原因之一，孔祥明父亲孔凡章其实是李克光的至交。

言及当年纹枰争锋，94岁的李克光不失幽默，他说："虽然孔凡章是职业棋手，也是资深的棋校围棋教练，但到了60年代，他应该已经下不过我了，只能喊他女儿来'砍'我，哈哈。"在李老的诸多围棋徒弟中，他记得最清楚的是曾德昌，"当年在华西医科大，我负责中医教研室的时候，有个新生喜欢下围棋，叫曾德昌，最早我要让他5子，结果他进步神速，一年涨一个子，毕业那年，他已经可以和我分先（平下）。"

李克光在围棋方面比较自得的一点，那就是"外战"成绩骄人，日本当年著名的围棋报道记者、作家江崎诚致与李克光曾多次交手，战绩如何？李克光淡淡地说："棋是我好点，他没开过张。"20世纪70年代中期，一位国家围棋队的教练来到成都，经友人撮合，李克光与之激战一个通宵，结果2:1胜出，在圈内传为佳话。

"开发杯"围棋赛举办了12届，李克光每年都参加，总计获得7次冠军，名次从未跌出前三。暮年，独钟围棋的李克光一有机会就要邀请职业高手对局，"西南王"宋雪林九段回忆时称："我跟李老也下过一盘让子棋，他那时毕竟年事已高，不过在棋盘上仍然非常稳健，我记得结果虽然是我赢了，但赢得不轻松，而且有趣的是，复盘的时候，我们发现我整盘棋没能吃掉他哪怕一颗子。虽然吃不吃子并不左右棋局的胜负，但李老在棋盘上的防守能力，可见一斑。"

昔年中国棋坛的名手刘棣怀有"一子不舍刘大将"之称，现在看来，同样一子不舍的"李大将"名头虽然没有响彻全国棋界，那仅仅是因为他毕竟是国医大师，走了另一条路而已。

李克光资料

李克光，男，1922年生，四川省成都市人。1939年高中毕业后，随父李斯炽学医，颇得真传。1948年毕业于四川大学农学院，于1949年悬壶为医，1956年被聘为四川医学院（现四川大学华西医学院）教师。1963年调成都中医学院任教，先后任教研室主任、学院副院长等职。1985年调任四川省中医药研究院院长，1987年晋升教授并任该院名誉院长。

第五节 ｜ 李亮：冠军教练和他寻找回来的世界

1988 年，四川籍国手李亮离开国家队。

时隔一年，李亮坐镇四川队第四台，在全国围棋团体赛中与宋雪林、郑弘和王元三位前辈联袂，为四川围棋夺得第一个全国团体冠军，扬眉吐气！20 年后，他担任主教练的四川围棋队奇迹般在全国智运会上拿到了团体冠军，圈内有"亮子"之称的他，眉毛都笑成了弯弯的月亮；2017 年，杀进第 21 届 LG 杯世界棋王战决赛的川将党毅飞九段已经创造了奇迹，还有谁指望他能继续创造奇迹呢？当然，还有李亮！当党毅飞最终 2：0 击败"人间阿尔法狗"周睿羊，修成正果，突然成为世界冠军教练的李亮感慨：这一天，我想起了一本书，叫《寻找回来的世界》。

少年记忆，被"歪把子机枪"背着投篮的感觉真好

遥想当年，国手李亮最快乐的时光竟然不是在棋枰上，"围棋是个神秘的游戏，让你又爱又恨！有时候，尽管它是我的职业，看着棋盘棋子，我都会有一种想呕吐的感觉！当然，这样的感觉不会持续很久，当我离开它，过不了 24 小时就会重新想念。"李亮说，怀着那种极其真诚的无奈。

1985 年，李亮因为取得一年前的全国少年围棋赛第 4 名，获得了国家围棋队的征召令，他的一生因此改变。不过，在训练局大院里，至今让他难忘的，竟然是被 20 世纪八九十年代的男篮神投手张

勇军背着练习投篮，成为一件类似沙包的、最欢乐的"训练用品"。
与足球国脚踢过球，和乒乓球国手较过劲，甚至还挑战过排球国手，
这些，都不及当年享誉"歪把子机枪"的神投手张勇军给少年李亮
带来的快乐。如今回忆起这些，李亮的眼镜背后依然在闪光，他说：
"那时候小，只知道那样最好玩，却不晓得其实是在配合别人用功。
说起来，我这辈子没有把棋下得更好，也许就是缺少那种在快乐气
氛中用功的经历。嘿，歪把子机枪投篮那么准，说起来我们国少队
的那帮小孩也有功劳。"

从学棋到进国家队，李亮当年的速度如同火箭：1971年出生的他，
10岁学棋，因为在"棋城"大街小巷中耳濡目染，自然而然觉得学
下棋是一件非常光荣的事情。过了一年，也就是1982年，李亮夺得
成都市幼芽杯冠军；1983年，他夺得四川省比赛第4名，那时的冠
军是后来成为九段的郑弘；1984年，百尺竿头更进一步，李亮在全
国少年赛中夺得第4名，遂进入了国家围棋队的视线。

缘何被调整出国家队？李亮坦陈："当时常昊、罗洗河他们那
帮被称为'棋坛七小龙'的小队员进队了，而作为前浪，我们那批
队员经常被戏称是'试管婴儿'，我们当然会被拍死在沙滩上。不过
在培养我们的过程中，国家队教练组一定吸取了很多经验，我们当
时的存在，显然是有价值的。"

这是棋手李亮现在的总结，回川之后，他更加努力，于次年随
三位长辈棋手勇夺全国团体冠军，有一年，他还拿到过全国个人赛
第8名。

评价党毅飞：重情义者，方能夺冠

23岁的党毅飞直升九段，并为四川围棋界夺得历史上第一个世
界冠军，这是大事件，也是李亮八段足慰平生的高光时刻。

作为四川围棋多年的主教练，党毅飞因何夺冠？他分析得非常
细致——"这是一个偶然，也是一个必然。说实话，在去年LG杯
比赛中，他还没有杀进决赛之前，我还认为四川围棋队中能够率先

夺得世界冠军的，或许是更年轻的廖元赫。但当党毅飞在八强赛中击败苦手陈耀烨之后，我的信心也起来了，记得在葫芦岛下围甲联赛时，党毅飞拖着一个行李箱，因为马上要去下 LG 杯的 8 强赛，那时我就在电梯上跟他开玩笑：必须 4 连胜哈，围甲你输到底都可以，LG 杯只要求你 4 连胜！最后来看，他真的做到了！大家都知道，世界冠军除了有一定的技术要求之外，还需要一点儿运气，真的是运气，你运势到了，世界冠军也就水到渠成。小党（党毅飞）成熟了，晚餐的间隙，别的棋手在拿着手机打游戏，他在看对手的棋谱，这样的改变是非常细微的，但很说明问题，从努力的角度看，他这次不拿世界冠军都没有天理！再有，其他的不说，我觉得党毅飞很有气质，那种胜负师的气质，而且他非常重情义，在我个人看来，只有重情义的运动员，才有可能获得更高程度的成功。有一年，他围甲成绩特别不好，我们也很头疼，不知道该怎么帮他重新站起来。后来一次，他父亲偷偷告诉我：小党都说了，现在成绩不好，李主教练和宋师（成都棋院副院长宋雪林九段）都不太理我……那一瞬间我突然想清楚了一件事情，他能有这样细致的感悟，就一定不需要别人的帮助，自己就能知耻而后勇。话又说回来，我和宋老师并不是不理他，而是他一上场就输，下来我们其实都不忍心和他目光对视，职业棋手输棋有多痛苦，我们都知道，那是没有任何人能够抚平的伤痛，说什么都没用的，只能让他自己在黑暗中舔伤口，然后总结，然后赢下一盘，然后止痛。"

在前不久的庆功会上，党毅飞强调了一点——"感谢成都棋院，感谢我的教练和领导，在我最沉沦，状态也最不好的时候，没有抛弃我，而是给了我那么多下围甲的机会。"山西籍棋手党毅飞夺冠，网络上有一种声音，那就是"四川抢了山西的冠军"，而重情重义的党毅飞说得清楚明白："成都就是我的第二故乡，2008 年我加盟四川队之后，这里就是我的家，就是我入段后成长的地方。每年下围甲，我们都会走很多客场，而我最喜欢的，就是在成都主场下棋，这里才有温馨的、家的感觉，无论胜负，我都觉得在这里下棋最安逸。"世界冠军花落谁家，其实有什么好争的？蜀中媒体从来没有否认过新科冠军党毅飞出生于山西，甚至在他夺冠的第一时间，就会去采访他党在山西曾经的围棋老师们。而他来到"棋城",经历几起几落,羽翼渐丰后才达成世界冠军的梦想,这是谁也不能否认的事实。

什么样的棋童具备世界冠军潜质

2004年,随着上一任四川围棋队主教练宋雪林九段升任成都棋院副院长,主教练的教鞭就传给了李亮五段。十数年间,除了自己也带一些业余5段水平的学生,李亮还曾担任过成都棋院培训中心主任,对围棋教育市场了如指掌。

早年间,被棋院同事昵称为"李主教"的李亮颇为头疼的一个问题,就是"棋城"自古灵益之后,再难出现一位新的少年职业棋手,遑论世界冠军?直到2017年,党毅飞历尽波折修成正果,李亮九段方才长出一口气。

以他的经验,什么样的学棋少年才有潜质成为世界冠军?对此,李亮回答:"首先,能够自觉把时间花在学棋上,而不是家长、教练采取填鸭式教育,因为热爱是最好的老师,如果孩子们把学围棋看作一项艰苦的任务,那么棋才再高也没用。其次,以我的经验,这孩子在成长的过程中,应该在业余围棋界引人注目,比如时越和唐韦星他们,都曾经在晚报杯上拿过冠军,党毅飞在2006年也拿过一次全国业余棋王争霸赛冠军,从业余顶尖高手到职业棋手再到世界冠军,几乎是一条必由之路。最后,我要强调一下死活题的基础训练,只有对死活题产生独特兴趣的孩子,才能体会围棋计算中的乐趣,而这种乐趣,应该就是世界冠军最基本的素质。这里我再打个比方,业余棋迷都觉得曾经的世界冠军常昊九段下得厚实,力量未必很大,其实不然,常昊的计算能力也是非常强大的,当年在国家少年队的时候,我记得他父亲给他手抄了一本《发阳论》,你可以想象,少年常昊接受的是怎样强度的死活题训练?"

仅就围棋教育市场而言,"棋城"成都很多年来,无法与围棋教育市场更发达的广州、南京等地相比,缘何?对此,李亮表示:"这个市场目前确实比较乱,不少围棋教育机构都有抬高自己贬低别人的恶习，无法形成一种共同繁荣的理想局面。过去的事情，不太好说，但要说起将来这个围棋培训市场在成都如何发展，我想有一点非常重要，那就是要引入一个信用制度，由市场来决定围棋培训机构的高低，以及他们的收费是否合理。你总不能什么人才都没培养出来，然后鼓吹自己如何如何厉害吧？这是最简单的道理。当然，围棋教育不是一定要培养出职业棋手或者世界冠军，你能让进你课堂的孩子们爱上围棋，开发了智力，行为习惯得到一些必要的矫正，这本身就是围棋教育的成功。"

　　李亮五段，其实是一个浑身都是"标签"的人，相对而言，在成为光荣的世界冠军教练之前，他最珍视的还是"五段"这个标签。在中国围棋界，职业四段是一个分水岭，简而言之，如果你冲过四段升上了五段，就不再有退段成为业余棋手的机会了。当年李亮四段参加升段赛时，一位棋界前辈已经意识到年岁渐长的李亮很快就要成为"前浪"，他苦口婆心地劝李亮："你这次如果升了段，就别再想去业余棋界挣奖金了哦！"那时的李亮没有任何犹豫，他心里想的是——我可能永远成为不了围棋九段，但我是职业棋手，没有退路的职业棋手！某一年，再赢一盘就可以升为六段的李亮遭遇了滑铁卢，优势局面下，空里出棋不敌年轻的王煜辉，从此定格在五段。

　　除了作为生命一部分的围棋，李亮的生活其实比较多彩，因为他2000年加入民革之后，已升任民革成都市委委员、常委，并成为文体总支部的副主委，在那个文体总支部里满是文体界的名人，如排球冠军教练杨礼康、郑洁、晏紫的启蒙教练蔡红玲，以及著名书法家谢季筠等人，如今，多了一张"世界冠军主教练"名片的李亮分外兴奋，他戏称："我现在，终于有资格和这些朋友们坐到一起了！"

在寻找回来的世界里，满是幸福的晕眩

　　下棋与中医一样，最重要之一就是记忆力，首先要能记得住，往后才能够融会贯通。中医作为中国古老的医学体系，具有悠久的

历史和庞大的理论体系，而围棋作为中国古代的传统棋类游戏，自古就受到人们的热爱。在培养智慧和专注力方面，中医和围棋有着共通的点，而在修身养性和健康方面，两者也存在紧密联系。

中医强调人与自然的和谐相处，注重调整身心平衡，使人们身体健康。而围棋作为一种智力运动，可以提升人们的智力水平，培养人们的耐心和意志力。两者都可以帮助人们提升内在修养，更好地面对生活中的各种挑战。

第六节 | 宋雪林：他为什么没有成为超一流

关于"西南王"宋雪林，有很多事让人好奇：他在职业生涯的巅峰期，1980 年曾夺得过新体育杯本赛第二名、1986 年国手战亚军，因形势判断非常准确，在国家队有"宋清楚"之誉。不过，他始终无缘参加当时最激动人心的中日围棋擂台赛。他在中国棋院待了 10 年之后，突然决定回川，说走就走。

1988 年回川之后，宋雪林并没有淡出一线，相反，每年的全国围棋团体赛，他都代表四川队坐镇一台，成绩好得令人咋舌——两次 9 胜 2 负。其中一次在 1989 年，他和郑弘、王元、李亮组成四川队，夺得全国围棋团体赛冠军。这对四川围棋而言，是一次丰碑似的骄人战绩。1992 年，聂卫平等人曾诚邀"西南王"重返国家队，但宋雪林却最终借故推辞了。

那些不被人理解的抉择，背后真正的原因是什么？宋雪林对此做了解答：

"我并不是一个特别有追求的职业棋手"

1978 年，宋雪林在全国少儿比赛中荣登榜首，击败了包括马晓春在内的一众强手，1962 年出生的宋雪林凭借这个无可争议的冠军，于 1979 年顺利进入国家队。

10 年之后，当打之年的他选择了离开，宋雪林很坦诚地表示：很多朋友都以为我是负气出走，其实不是，我离开中国棋院的时候，

第四章　中医与围棋文化的当代传奇

心情非常愉快，要回家了嘛，成都好安逸嘛。客观来看，可能有两大原因。第一，我并不是一个特别有追求的职业棋手，在围棋方面一直没有太大的目标。我作为棋手，肯定很看重胜负，但当时确实没有必须拿个全国冠军或者世界冠军的想法，现在来看，这可能就是我的性格缺陷吧？第二，我不太适应在北京的生活，可能有点水土不服，当年总是皮肤过敏，很痛苦。

前三届中日围棋擂台赛，宋雪林未能入选中国队，这是他职业生涯中的一个遗憾，对此，宋雪林并不讳言：当时确实心里不舒服，但这绝不是我离开中国棋院的原因，因为就实力和当时的成绩而言，我还真是差一点儿。据宋雪林回忆，首届中国围棋擂台赛的参赛人选，最重要的参考指标是对日本棋手的战绩。而此前一年访问日本时，中国队总体战绩不景气，宋雪林也仅2胜5负，他当时健康上，因皮肤过敏，状态不好。在与名将石井邦生的三番棋中，宋雪林先下一城，但后两盘崩溃落败，士气受挫。他说："石井邦生九段应该对我的棋比较看好，因为有一年访日，我输给业余名宿菊池康郎时，他也来参与复盘，并通过翻译告诉我：'你怎么会输给他呢？'哈哈，可能他还是高看了我，菊池老师实力也很强的。"第二届选拔，9人参赛，前5盘宋雪林4胜1负，出线形势一片大好，可惜后来未能一以贯之，还是没选上。

"我的棋风，其实更像一把刀子"

纵横西南棋坛多年，宋雪林自然桃李满天下，而他最为看重的两人，一是当年国少队的选拔刘熙，二是曾任四川省队助理教练的杨一六段，等级分最高时曾达到全国第20位。

"有的人说我的棋风均衡，其实我自认为我的棋风更像一把刀子，薄刃、锐利，但大局观相对要差一点。为了刘熙后来的发展，应他家长的要求，我后来将他介绍入聂卫平门下，这孩子天赋很好，但最后没达到四川棋界的预期，如果一定要找原因，我觉得是我棋风和聂老不符，也许，刘熙还是更适合下'刀子'一样的围棋吧？"

宋雪林说，语气中多少有些遗憾。

离开国家队后，宋雪林依然在创造着属于他的奇迹——1998年，已经多年不下段位赛的他心血来潮，突然去"授"了一把，结果顺利升为专业九段，虽然时间上比郑弘晚一点，但依然是当时四川围棋界的一座丰碑。此后，他又在首届春兰杯世界围棋大赛预选赛中发了一记试应手，结果连克王群八段、王煜辉七段和王磊八段，晋级本赛。要知道，当年王煜辉、王磊都是年轻一代棋手中顶尖的选手，能一路过关斩将，充分证明了宋雷林的实力。只可惜，多年未下国际比赛毕竟手生，宋9段在本赛首轮不敌日本结城聪9段，未能续写传奇。

2004年，宋雪林和蒋全胜一起升任成都棋院副院长。在这一届成都棋院领导班子的率领下，四川围棋在各项棋类大赛和业余推广中都获得了一系列值得称道的成绩。

宋雪林，其实一直活得简单而率性。

附："宋娜丽莎的微笑"——围棋让子棋之谜

"百灵"杯，当宋雪林九段（成都棋界对他有个爱称：宋师）倒在未满14周岁的少女於之莹枪下，中国棋界多半一丝涟漪也无，但成都棋界的天空，却轰然坍塌了一半。

我就站在那片塌掉的天空正中，每念及自己学弈多年，念及"宋娜丽莎的微笑"，又及被宋师让5子长期不开和，此恨绵绵无绝期。那天晚上我给宋师打了个电话，像祥林嫂一样地吐露了对参照物的不满，然后电话那头的老顽童"哦哟"了一声——我知道他的面部又开始出现那种神秘莫测的微笑了，一般情况下，那意味着这世上有新的噩梦要开始了。"果然，你别说，本来我这次到中国棋院是来找朋友喝酒的，比赛很次要。不过你们一个二个来安慰，现在我都开始有点郁闷了。你的电话来晚了，下午比赛的时候我就收到裘新的短信，叫我'挺住'，哎呀！实在是挺不住……"裘新何人？原棋魂网老总，开张大吉的时候曾经邀请宋师下了盘指导棋，境况比我好些，受3子，结果和我一样悲惨，大败。

原来所有被宋师摧残过的棋手，都有类我之情怀，在那场鸡肋似的比赛中，坐在电脑前默默期待，期待着"参照物"老而弥坚。而宋师，多年前就号称自己是全中国和业余棋手下得最多的专业棋手，拥趸之众，可想而知。在围棋界，职业与业余，或高手与下手之间的差距，永远都是一个谜，一个永远富含争议的话题，从这个角度，宋师的存在本身就是一桩传奇。

"宋师能让我几子"——这是一个江湖话题，而且从纯技术层面来分析，业余棋迷们永远不可能得到正确答案，因为他永远要让得比你想象的多几个。据我所知，江湖怪杰唐晓宏在超快棋里被升到 5 子，当年曾在四川省女队集训过的潘阳老师，好像是 7 个。

究其缘由，除了真实的围棋计算力，宋师令人称奇的让子棋功夫，还包括语言，以及魔幻般的微笑表情——作为受害者之一，我把那叫作"宋娜丽莎的微笑"。

犹忆得，我与宋师的受让 5 子第一战。那一日，我熬了一个通宵，清晨毫无睡意，便决定踱到五牛围棋俱乐部（当年，位于新华公园附近）去看看，顺便搜集些新闻素材之类。那时，杨一、李劼还在北京，古灵益还没打上职业初段，身为当时的五牛围棋队总教练，宋师每个训练日的早上，都可以用"闲得蛋疼"来形容。见我进门，"宋娜丽莎的微笑"准时浮现于宋老的面部——这绝不同于卢浮宫的镇宫之宝《蒙娜丽莎》，因为据荷兰阿姆斯特丹的一所大学应用情感识别软件分析，蒙娜丽莎微笑所包括的情绪很复杂：高兴 83%，厌恶 9%，恐惧 6%，愤怒 2%。至于宋师的微笑，则是 100% 的愉悦，仿佛一盏寂寞的灯火，看见扑面而来的飞蛾。

"先说好，5 个（棋子），你下慢点，我不催你，免得输了棋你有理由。"宋师说。那时，我刚刚在四川省级机关比赛里击败过了我倒霉的师傅何四祥六段，天下英雄谁敌手？5 子，开啥玩笑？抖擞精神昂然而上，战不多时，看起来老实巴交的古灵益前来围观，突然一声"贾叔叔下得好哦"。我顿时警醒，因为根据多年在棋盘上的对敌斗争经验，根据我对棋牌圈更深层次的了解，我知道我一定下了一步奇臭无比的棋，定睛一看，"后手死"出现了。

每一个醉心围棋的棋迷，人生中的某个阶段，都会以为自己就是上帝派来下围棋的，而遇到宋师才会发现：上帝，原来同时还会派些人来"修理"你。现在，宋师也被"修理"了：所以即使出于私心，很多人可能都像他一样，不得不急切地盼着那个於之莹迅速拿到女子围棋世界冠军。

其实，围棋的布局与对局与中医的辨证论治一样皆需要缜密的逻辑思维和判断力，挑战智慧。同时，中医和围棋都需要极高的专注力，以应对复杂的状况和局势变化。再者，在阴阳理论方面，中医在阴阳的平衡中，不只有相互制约，还有互根互用、相互转化。人们经常能在棋手的对局中看到，某一方出现实地或外势的明显不足时，会刻意地去"争抢"所欠缺的，以求达到局势的均衡、平衡，这与中医治病用药的"以偏纠偏"，即利用药物的偏性，来纠正人体阴阳的盛衰同理。围棋在本质上，真正的棋士，所达到的最高境界不在于对胜负的追求，而是"棋逢对手"，相互促进，来找到最佳、最善的招法，相互成就来完成名局的创造，二者非是普通意义上的对手，而是可以以围棋为媒介，在思想上相互碰撞，融为一体而非对胜负的追求。

因此，中医和围棋是互相促进的，中医可以辅助围棋以正确的思维方法，而围棋也可以帮助中医师练就敏锐的观察力和精准的判断能力。在现代社会，中医和围棋可以相互融合，成为一种新的文化现象，从而体现中华传统优秀文化的博大精深。

第七节 | 宇宙无限，世界有道

宇宙大爆炸的一瞬，生成出一个混沌的世界；又在一瞬，演变出对立统一、互根互用、相互转化的阴阳世界。独立而不改，周行而不殆，三生万物，天人合一。

在进化出人类的同时，由于生存的需要，最终医学诞生了。笔者做个大胆而不失科学的设想：在狩猎的过程中，发生一些创伤是正常的，在此期间可能触及什么植物后病痛明显好转了；部落晚餐时，尤其是在有火以后，燃烧物中的火星蹦出来，烧灼到人体的某个部位后，先前的不适症状可能就减轻了；在越过荆棘、竹类、灌木丛等，被刺到某些部位后，人体感觉很舒适了，上述这些情况是很有可能发生的吧？在生存经验不断的积累中，医学就逐渐形成了，它扎根于中华五千年的文明之中，是中华文明的组成部分，之所以称为中国医学，是近代为区别于西方医学，故称为中医。

在不断繁衍与壮大的过程中，物质逐渐丰富，认识的广度与深度随之发展，在满足生存的前提下，古人的各种博弈游戏也会随着时间的推移而不断更新需求，一种高雅的游戏——围棋，在应该出现的时候登上了历史的舞台。

天人合一、阴阳五行、整体观、辨证论治，这些融入中医的道家哲理，最后都无一例外落在了围棋的棋盘上，大局观、整体攻防、取舍并举、审时度势，围棋就是这么下的！为什么惊人地相似，因为都是传统文化，深受中华大地固有思维的影响，有诸内必形之于外。

下棋的人，无论是职业棋手还是业余爱好者，都希望以"高手"

的身份出现，无论是在哪个层级，再小的冠军也是优胜者，渴望胜利是人的本性啊，在这种思维的指引下，就一定会有奋斗拼搏、持之以恒、义无反顾、患得患失、不自量力，等等，因而衍生出各种有趣的行业社会现象，人在这样的环境与心境中，就为自己定下各种形形色色的位置，穷奇以生也许难以改变。因此，天人合一，道法自然，阴阳平衡，不仅是医理和棋理，也是人生的思想坐标！

结语

　　围棋是起源于中国的最复杂的棋类游戏之一，历史悠久，蕴含着中国传统思想文化的精髓。围棋产生、发展的背景又与中医极其相似。围棋充分体现了中华文化的特征和精髓、魅力和神韵。

　　精奥绝伦的围棋不只是智力游戏、战略游戏，更是一种文化，弈棋而悟道。"形而上者谓之道，形而下者谓之器。""朴散则为器，圣人用之则为官长。故大制不割。"某种意义上，博大精深的中医莫不如此。当今，围棋界拥有不少非常之人以及可借用的非常之"器"，相对而言，中医界不仅急需培养大批后起之秀并使其成为真正的行业精英，而且也要强调在不偏离中医本质和不破坏中医体系的前提下，充分利用有助于中医传承与提升的高新技术为其发展服务。

　　医者不必精于棋，但晓棋理可破医之谜障。棋者不必精中医，然晓医理，可增个人修为，使棋者早从匠气中超拔出来。医也好，棋也好，都是指向如何重新理解和加深认识中华文化的问题。传统的围棋精髓并没丢，传统的中医理念也没丢，只不过求医问道者路漫漫，其修远，我辈当上下以求索。

　　总之，中医、围棋且都面临现代化的挑战。但无论是围棋还是中医，保持自身特色和规律，并利用各种现代技术，才是发展之王道。

后记 | 向晚群星耀棋城

　　先前一些光阴，我推崇"雏凤清于老凤声"，它含蓄深邃；近来一段日子，我信奉"生姜还是老的辣"，它通俗浅显。坦言之，后者是我这篇文章的主旨。

　　今年六月，我随"成都老年围棋协会"的同仁前往遵义交流，敲棋之余，我得到了启示，产生了感悟，引发了联想：我的对手，几近中青年棋士，少五六十岁老者，而整支遵义队伍，也只有一位老棋手参赛，且水平偏低，由此说明，几十年前，围棋在遵义还远未普及。推而广之，在六七十年代乃至八十年代初期，在全国许多地方，围棋还谈不上燎原之势，就全国范围而言，仅北京、上海、杭州、重庆等少许大城市的围棋氛围浓厚，土壤肥沃，棋手众多技艺出众。此刻，我想起了一位大学校友，就是傅有权，他在《京华征战录》的文章中，把成都喻为"棋城"，并远传北国、蜚声南疆、响彻东隅、扬名西域。昨夜，温一壶烈酒，遥祭傅大哥，撰一则短文，吐露老凤声。

　　说来话长，六十年前，在廖井丹书记的关心和倡导下，蓉城棋院、棋园、棋校横空出世，众多优秀棋手纷纷登场，呈现出一片蔚为壮观的黑白世界，诞下了名符其实的"棋城"。川西平原，艳丽富饶，黑白天地，龙盘虎卧。我们每一位围棋爱好者，都应该知晓并记住他们的名字：黄乘枕、杜君果、孔凡章、余玄、陈新全、周孝棠、刘善承、徐生陵、马嘉珩、张昭禄、贺先明、吴振泰、徐仲旭、蒋克礼、侯世明、雷贞偶、刘际平、董孝璞、陈明谦、杨东川、张长能、王豫川、邱正刚、欧家琪、杜维新、周刃、徐六大、宋学杰等，愿逝人在天堂尽情享受棋韵，踊跃参加棋赛，无论单人双人赛，不管有无奖金，哪在乎输赢胜负，又无所谓人工智能……

趁释负重之余，呷一口威士忌，点一支清甜香，我们还应该耳熟能详他们的名字：李克光、龚锦华、黄德勋、陈安齐、曾子林、丁祖宪、王永黔、陈克忠、曾德昌、阙再忠、孔祥明、何晓仁、张成华、黄培惠、严琳、郭鹃、马万杰、曾玉修、赵成虎、冯宗存、丁开明、廖四鸣、陶世勋、廖渝生、刘彦军、邓先云、伍孝祥、王华、郑天全、陈家智、熊太林、黄有为、杨洪福、陈心弟、宋雪林、王元、翁子瑜、王剑坤、李亮、郑策、曲继兵、王宏伟、陈健、陈俭一、杨勇、晋松、董自力、何四祥、吴晓勋、张静、黄孝永、陈建勇、付江、赵洪成、黄涛、黄煜、罗云、田丰、龙勇、王波、刘辉、李莹、刘波、沈静、帅迎春、杨莲、蔡莲、康鹏飞，周波、黄云辉、詹伟、刘伯廷、廖祥裕、杨俊、周林、李朝建、贾学和、杨易、张杰、杨鹏、贾知若、李延苗、周勇、张帆、李晗、李熙等，愿大家珍爱生命，无忧无虑，心平气和，分享美好，携手描绘一幅绚烂多彩的纹楸画图！

底蕴十足，方成大器。众所周知，就业余棋界而论，如今我们引以为豪的"棋城"，已沦为二流水平，短期内欲跃上台阶，尤异于纸上谈兵，空中楼阁，但这并不意味一无所有、一无是处、一筹莫展。眺望头顶，长空横亘，天之无垠，惊现长缨。我们还拥有一支健康的、强大的、富魅力、足气场的老年队伍，如果让他们老骥伏枥，挽弓搭箭，整军备战，纹枰或现廉颇李广，兴许重铸辉煌。突击队的唐晓宏、毛吟龙、蔡恒、罗义、罗拥平、吴战影、李沈河、李长勇、邹道森、沈湘林、鄢定长、吴小丹、邱伟、刘定远、曾长明、孙玉峰、高又彤、洪艳等，个个英雄本色。后备队的冯湧、龙霖、篮军、柯红星、陈良、何舸、刘伯侣、康华、陈涛、尹长虹、严健、裴新、金涛、于翔、张冬篱、万伟、李国峰等，人人好汉气质。若蒙四川围棋协会的鼎力支持，我愿弯腰挑担，筹建老年队伍，跃马疆场，斩金夺银。"一万年太久，只争朝夕。"角逐全国老年围棋比赛，参加全国老知青比赛及形形色色的各类赛事，我们大概还有五至十年的黄金时间。之后，将是各路豪杰并起，风尘蔽日，旌旗遮天。届时，乾坤谁主，江河缄默，苍穹无语。对此，"四川省围棋协会"会给出完美答案，我深信不疑。

行文至此，我欲将李义山的"夕阳无限好，只是近黄昏"，换作"夕阳无限好，赶巧于黄昏"，以表心意。

何四祥

2021 年 10 月 10 日

后记　向晚群星耀棋城

本书的编写，特别感谢四川省教育厅四川省中医药文化协同发展研究中心提供项目支持（围棋与中医药文化关系研究 ZYYWH1920），特别感谢四川省科技厅提供项目支持 [石墨烯扶阳杵针防治膝关节半月板损伤的研究（重点研发项目）NO.2020YFS0381]。

棋道柔道咸臻妙境

救人樹人尤賴仁心

敬贻晋松上醫仁兄

庚子孟秋康鹏秋聘说典辉山

寂人雪人冷己

范间来间逢寒夜晚